Zweisprachigkeit und das semantische Lexikon

SCHRIFTEN ZUR SPRACHTHERAPIE UND SPRACH-FÖRDERUNG

NEUROLINGUISTISCHE, LOGOPÄDISCHE UND SPRACHHEILPÄDA-GOGISCHE THEORIE UND PRAXIS

Herausgegeben von Martina Hielscher-Fastabend, Berthold Simons
und Franz J. Stachowiak

BAND 11

Zu Qualitätssicherung und Peer Review der vorliegenden Publikation

Notes on the quality assurance and peer review of this publication

Die Qualität der in dieser Reihe erscheinenden Arbeiten wird vor der Publikation durch einen externen, von der Herausgeberschaft benannten Gutachter im Double Blind Verfahren geprüft. Dabei ist der Autor der Arbeit dem Gutachter während der Prüfung namentlich nicht bekannt; der Gutachter bleibt anonym.

Prior to publication, the quality of the work published in this series is double blind reviewed by an external referee appointed by the editorship. The referee is not aware of the author's name when performing the review; the referee's name is not disclosed.

Claudia Wahn

Zweisprachigkeit und das semantische Lexikon

Gezielte, sprachspezifische Förderung und
Therapie in der Kita und Grundschule

PETER LANG

Bibliografische Information der Deutschen Nationalbibliothek
Die Deutsche Nationalbibliothek verzeichnet diese Publikation
in der Deutschen Nationalbibliografie; detaillierte bibliografische
Daten sind im Internet über http://dnb.d-nb.de abrufbar.

Diese Arbeit wurde durch die interne Anschubfinanzierung der
SRH Hochschule für Gesundheit gefördert und teilfinanziert.

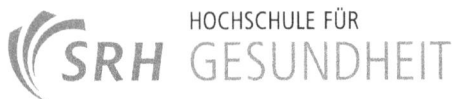

HOCHSCHULE FÜR
((SRH GESUNDHEIT

ISSN 2199-6911
ISBN 978-3-631-80025-6 (Print)
E-ISBN 978-3-631-80026-3 (E-PDF)
E-ISBN 978-3-631-80027-0 (EPUB)
E-ISBN 978-3-631-80028-7 (MOBI)
DOI 10.3726/b16156

© Peter Lang GmbH
Internationaler Verlag der Wissenschaften
Berlin 2020
Alle Rechte vorbehalten.

Peter Lang – Berlin · Bern · Bruxelles · New York ·
Oxford · Warszawa · Wien

Diese Publikation wurde begutachtet.

www.peterlang.com

Inhaltsverzeichnis

Einleitung

Bereits 1999 haben Rothweiler und Meibauer darauf hingewiesen, dass die Wortschatzentwicklung und Wortschatzerweiterung von der Forschung im deutschen Sprachraum recht stiefmütterlich behandelt wird (Rothweiler & Meibauer 1999). Zwar ist seit den letzten Jahren eine Zunahme an Arbeiten zum Wortschatz zu verzeichnen, die insbesondere den Erwerb und Ausbau des frühkindlichen Lexikons betreffen (Rothweiler 2003; Rothweiler & Kauschke 2007; Kauschke u.a. 2010), dennoch liegen bis heute keine umfassenden deutschen Korpora zur Kindersprache vor, die als Vergleichsgrundlage zur Beurteilung des Wortschatzes von Kindern, die älter als drei Jahre sind, herangezogen werden könnten. So überrascht es auch nicht, dass die zur Förderung des Wortschatzes bzw. zur Behandlung semantisch-lexikalischer Störungen notwendigen Diagnoseinstrumente, Förder- und Therapieverfahren bisher nur in kleiner Anzahl vorhanden sind. In Einrichtungen, wie z.B. Kitas wird der Wortschatz zwar fokussiert, wobei dieser in der Regel Gegenstand der allgemeinen sprachlichen Bildung ist oder aber er ist Gegenstand einer allgemeinen, unspezifischen Sprachförderung, wenn eine Förderung notwendig ist. Die Maßnahmen bleiben jedoch eher unspezifisch. Ist eine Therapie notwendig, findet häufig die Methode der semantisch-phonologischen Elaboration (Glück, 2003) Anwendung, die als „Klassiker" für den Wortschatzaufbau und die Wortschatzerweiterung gilt, jedoch nur mit Blick auf einsprachige Kinder beschrieben ist. Bei dieser Vorgehensweise unterstützt der/ die TherapeutIn den Wortschatzaufbau durch ein Angebot phonologischer und semantischer Merkmale für einzelne Wörter (z.B. Vorsprechen neuer Wörter in Silbensprache u.a. durch eine Handpuppe, das Kind soll „übersetzen" bzw. erraten, was die Handpuppe gesagt hat) und Einbettung in Handlungskontexte aus dem Alltag (z.B. einen Obstsalat machen).

Viele Kinder wachsen heute jedoch nicht mehr einsprachig, sondern zweisprachig auf, wobei die simultane Zweisprachigkeit eher eine Ausnahme darstellt (zwei oder mehr Sprachen werden gleich gut verstanden und gesprochen). Viel häufiger ist die sequentielle bzw. sukzessive Zweisprachigkeit anzutreffen, bei der die Muttersprache des jeweiligen Herkunftslandes die erste Sprache (L1) und Deutsch die Zweitsprache (L2) ist. Über die Gestaltung einer geeigneten Erwerbsumgebung zur Unterstützung des Wortschatzerwerbs zweisprachiger Kinder ist bis heute wenig bekannt. Als Folge bleibt auch die Einschätzung der Sprachkompetenzen in der L2 und L1 oft vage. Haben zweisprachige Kinder nun Probleme mit dem Erwerb ihrer L2 oder weisen sie eine sog. Spezifische Spracherwerbsstörung (SSES) auf, die sich in beiden Sprachen zeigt, stehen in der Praxis aktuell wenig geeignete und erprobte (evaluierte)

Handlungsansätze zur Verfügung. Nicht selten sind deshalb zweisprachige Kinder in der Sprachtherapie zu finden, obwohl sie keinen „echten" Therapiebedarf haben. Ausgenommen davon sind natürlich die zweisprachigen Kinder, die eine SSES aufweisen und für die der Therapiebedarf zweifellos gegeben ist. Für beide Fälle gilt jedoch, dass eine Intervention umso günstiger für die Gesamtentwicklung eines Kindes ist, je früher diese erfolgt. Im ersten Fall dient diese der Prävention und Unterstützung zweisprachigen Lernens. Im zweiten Fall zielt die Intervention auf eine effektive und effiziente Gestaltung von Sprachtherapie, um zweisprachige Kinder analog einsprachigen Kindern nicht länger als nötig in der Therapie zu halten.

Um sich dem beschriebenen Problem anzunähern und potentielle Lösungen aufzuzeigen, wurden Formate für die Förderung und Therapie auf der Basis identifizierter sprachspezifischer Faktoren (Wahn, 2013) entwickelt, die v.a. Assoziationen, Antonyme und Polyseme in den Blick nehmen. Diese Formate wurden für Kinder unterschiedlicher Altersgruppen (3–6-Jährige und 7–10-Jährige) gestaltet, in der praktischen Umsetzung erprobt und evaluiert. Die Ergebnisse für die Einzelformate, die 40 Förder- und Therapieeinheiten mit insgesamt 480 Stunden beinhalten, haben sich bewährt und zeigen eine Überlegenheit gegenüber der „klassischen" Methode der semantisch-phonologischen Elaboration (bis zu 80% Lernfortschritte innerhalb einer Kurzzeitintervention [6 Wochen]). Auf der Basis dieser Ergebnisse und der Notwendigkeit, dass nicht die Einzelsituation mit einem Kind, sondern die mit mehreren Kindern der Realität von allgemeiner sprachlicher Bildung und Sprachförderung in der Kita und Schule entsprechen, wurden die Einzelformate in Gruppenformate überführt, ebenfalls praktisch erprobt und evaluiert. Die positiven Ergebnisse für die nunmehr 76 Förder- und Therapieeinheiten mit einem Umfang von insgesamt 912 Stunden stellen inhaltlich eine gute Grundlage dar, um Kitas und Grundschulen bei der Gestaltung sprachspezifischer Förderangebote zu unterstützen und SprachtherapeutInnen/ LogopädInnen einen effektiven und effizienten Rahmen zur Gestaltung von Sprachtherapie für zweisprachige Kinder zu bieten.

Das vorliegende Buch möchte diese Förder- und Therapieformate zum Auf- und Ausbau des Wortschatzes (des semantisch-lexikalischen Systems) zweisprachiger Kinder sowie einige Förder- und Therapieeinheiten vorstellen und darüber hinaus dem Leser/ der Leserin, wie z.B. ErzieherInnen, LehrerInnen im Grundschulbereich oder an Schulen mit unterschiedlichen Förderschwerpunkten, SprachtherapeutInnen und LogopädInnen Anregungen für die praktische Umsetzung und Gestaltung von Einzelsituationen und Gruppensituationen geben. Eine entsprechende theoretische Verortung mit dem Ziel Transfer für die Praxis herzustellen, soll nicht fehlen, v.a. da Zweisprachigkeit in der Sprachförderung und Sprachtherapie eine weitgehend ungenutzte Ressource darstellt. Diese gilt es perspektivisch gezielt zu nutzen.

Zweisprachigkeit sollte in Deutschland nicht länger als Nachteil für die Bildungsentwicklung von Kindern gesehen werden, sondern als Vorteil im Spracherwerb, den es in den unterschiedlichen Institutionen des deutschen Bildungs- und Gesundheitssystems nur noch zu nutzen gilt.

München im Frühjahr 2019
Claudia Wahn

1 Der Erwerb des semantisch-lexikalischen Systems zweisprachiger Kinder und potentielle Schwierigkeiten

1.1 Kritische Periode für den zweisprachigen Erwerb?

Geht man dem Zweitspracherwerb und dessen Regularien für verschiedene Spracherwerbsebenen nach (phonetisch-phonologisch, semantisch-lexikalisch, grammatisch), ist es unabdingbar die Erkenntnisse und Ergebnisse aus der Zweisprachigkeitsforschung *(second language acquistion/ SLA)* vor allem zum Immersionslernen, das heißt zum Zweitspracherwerb unter natürlichen, ungesteuerten Bedingungen sowie zur neuronalen Plastizität und dem daraus resultierenden Lernen über die Lebensspanne einzubeziehen (s.u.).

In einer breiter angelegten Pilotstudie wurde 2013 skizziert, wie die Entwicklung und Modifikation des semantisch-lexikalischen Systems (Lexikon) im Spracherwerb vor allem bei einsprachigen bzw. monolingualen Kindern verläuft (vgl. Wahn, 2013). Aber auch die Untersuchung des Erwerbs des zweisprachigen Lexikons und dessen Sprachverarbeitung hat in der Vergangenheit bereits viel Interesse erfahren. Dabei war das Forschungsinteresse vor allem auf quantitative Aspekte und Fragen gerichtet, wie z.B. „Wie groß ist der Umfang des bilingualen Lexikons?" oder „Wie hoch sind die Zuwachsraten?". Auch hinsichtlich der Erwerbssequenzen gibt es heute zahlreiche Theorien darüber, ob feste Erwerbsreihenfolgen im ungesteuerten Spracherwerb bestehen, in denen bestimmte Merkmale einer Sprache erlernt werden. So wurde beispielsweise in Bezug auf die Markierung von Vergangenheit und die Wortstellung im Deutschen postuliert, dass es bei Kindern und Zweitspracherwerbern ähnliche Erwerbsreihenfolgen gibt (vgl. u.a. Wode, 1988). Auch für die englische Sprache sind solche Erwerbsreihenfolgen identifiziert und am Beispiel der Satzgliedfolge in Fragesätzen untersucht worden (vgl. Mackey, 1995). Das interessanteste Ergebnis dabei ist, dass die Erwerbsreihenfolge für Lerner aller Muttersprachen gilt, also unabhängig vom Sprachsystem der Muttersprache und von Instruktionen, z.B. Korrekturen ist (vgl. Gass & Glew, 2008). Offen bleibt jedoch die Frage, ob es sich um einen gesteuerten Zweitspracherwerb, also um eine Erwerbssituation wie sie der Fremdsprachenunterricht *(FU)* darstellt, handelt. In Abgrenzung zu den Erwerbssequenzen, die bisher vorwiegend für den Grammatikerwerb identifiziert wurden, scheint es analog zum Erstspracherwerb im Zweitspracherwerb für das semantisch-lexikalische System keine festen, sondern nur individuell zu bestimmende Erwerbssequenzen zu geben.

Dennoch scheint es plausibel mit Blick auf den Mutterspracherwerb, der u.a. auf der Grundlage eines natürlichen, angeborenen Spracherwerbsmechanismus (vgl. Chomsky, 1981) diskutiert wird, dass auch im Zweitspracherwerb für alle natürlichen Sprachen ähnliche Lernmechanismen, teilweise ähnliche Erwerbssequenzen und Entwicklungsstadien in Abhängigkeit sprachstruktureller Merkmale der jeweiligen Sprachsysteme anzunehmen sind. Die Chronologie der Entwicklungsstadien ist jedoch nicht absolut (vgl. Wode, 1988). Es handelt sich um ein komplexes Gefüge, dessen Elemente sich bedingen und aufeinander aufbauen (vgl. ebd.). Die Abfolge der Entwicklungsstadien in einer bestimmten Entwicklungssequenz dürfen dabei nicht als additive Aneinanderreihung verstanden werden. Je nachdem worauf der Fokus einer Analyse liegt, z.b. auf zielgerechter Beherrschung einer Sprache, auf Fehlern etc. werden Entwicklungssequenzen auf dem Hintergrund unterschiedlicher theoretischer Konzeptionen beschrieben, wie z.b. (1) als Chronologie entwicklungsspezifischer Strukturen, (2) als häufige Lernerstrukturen, (3) als mehrdimensionale Entwicklungssequenzen, (4) als Chronologie der Erwerbszeitpunkte (Wortstellung) sowie (5) als Grobperiodisierungen (z.B. *mean length of utterance/ MLU* und Wortzählungen). Jede der genannten Konzeptionen weist zur Erklärung der Entwicklungssequenzen im L1- und L2-Erwerb Vor- und Nachteile auf (vgl. Wode, 1988). Dabei stützen sie sich u.a. auf linguistische Prinzipien. Diese erlauben es dem Lerner auszuprobieren, welche Möglichkeiten der Konstruktion einer Sprache x oder y bestehen und welche obsolet sind. Die linguistischen Prinzipien gelten dabei als universell. Sie ermöglichen Kindern – ausgenommen Kinder mit *Spezifischer Spracherwerbsstörung/ SSES* bzw. *Specific Language Impairment/ SLI* (s. auch Punkt 1.3) – das muttersprachliche System in vollem Umfang zu erwerben (vgl. Gass & Glew, 2008). Natürlich genügen diese Prinzipien nicht allein, um den Spracherwerb umfassend und erfolgreich zu vollziehen. Vielmehr bedarf es des Zusammenwirkens weiterer Faktoren, wie z.b. mit dem Input (sprachliche Faktoren), mit sozialen Faktoren (s. auch Punkt 1.2).

An dieser Stelle scheint bedeutend herauszustellen, dass eine 1:1-Übertragung der Erkenntnisse aus der Erstspracherwerbsforschung auf den Zweitspracherwerb nur bedingt möglich ist, selbst wenn angenommen wird, dass sich der Spracherwerbsmechanismus an sich sowie Prinzipien des Spracherwerbs robust verhalten (vgl. Wahn, 2013). Besonders eindrucksvoll ist dies am Beispiel der Klärung der Frage, ob eine kritische Periode für den zweisprachigen Erwerb analog des Erstspracherwerbs existiert, nachzuvollziehen. Ist daran nicht zuletzt die Identifizierung potentieller Entwicklungsstadien und die Frage einer gewissen Chronologie (s.o.) gebunden. Dabei scheinen die Bedingungen, unter denen Erst- und Zweitspracherwerb erfolgen von zentraler Bedeutung. Diese werden für den Zweitspracherwerb vor allem im Hinblick auf das Immersionslernen seit den 80er Jahren untersucht. So hat eine Reihe kanadischer Studien allgemein die pädagogische Effektivität französischsprachiger Immersionsprogramme für Schulen nachgewiesen, in denen die Zweitsprache Französisch (L2) als curriculare Säule der Vermittlung bei englischsprachigen Kindern (Erstsprache Englisch = L1) diente (vgl. u.a. Genesee, 1978; vgl. Swain, 1978). Die Ergebnisse der Studien belegen, dass SchülerInnen, die an französischsprachigen Immersionsprogrammen teilnahmen eine höhere L2-Kompetenz im Vergleich zu SchülerInnen erreichten, die in der L2 Französisch separat unterrichtet wurden. Gleichzeitig erreichten die L2-ImmersionsschülerInnen dasselbe Sprachkompetenzniveau in der L1 Englisch wie ihre Altersgenossen, die ausschließlich in der L1 Englisch unterrichtet wurden (vgl. ebd.). Im Hinblick auf den Zeitpunkt des Starts für das Immersionslernen würde man erwarten, dass der Zweitspracherwerb schneller und umfangreicher verläuft, wenn Kinder bereits im Kindergartenalter damit beginnen und nicht erst im Schulalter (vgl. Genesee, 1981). Ein Vergleich von Frühimmersionsprogrammen mit Immersionsprogrammen, die zwei Jahre später beginnen, belegt ein nahezu äquivalentes Erwerbsniveau und das obwohl es sich bei den Bedingungen jeweils um natürliche Spracherwerbssituationen handelte (vgl. ebd.). Das Niveau für beide Bedingungen ist auch dann noch höher, wenn das Immersionslernen ein Jahr später einsetzte (vgl. ebd.). Diese Erkenntnis wirft die Frage nach einer kritischen Periode für den zweisprachigen Erwerb analog zum Erstspracherwerb auf (s.o.). In einer Übersichtsarbeit legen Mayberry & Kluender (2017) dar, dass eine kritische, sensitive Periode für den L1-Erwerb, nicht aber für den L2-Erwerb zu existieren scheint, was sich in der neuronalen Repräsentation von Sprache nachweisen lässt (vgl. Mayberry & Kluender, 2017). Einen weiteren Nachweis für die Existenz von Effekten, die an das Spracherwerbsalter gekoppelt sind (sog. *Alterseffekte*), liefern zudem Verzögerungen, die im L1-Erwerb auftreten können (vgl. Mayberry & Kluender, 2017). Newport (2018) greift die o.g. Erkenntnisse auf, führt diese weiter, indem sie diesen eine andere Hypothese entgegensetzt: Alterseffekte wirken sich für die L1 und L2 unterschiedlich aus (vgl. Newport, 2018). Darüber hinaus können weitere Faktoren mit Alterseffekten interagieren, wie z.B. der Umfang von Erfahrung, die Frequenz des Sprachgebrauchs, was bisher jedoch nicht ausreichend untersucht ist (vgl. ebd.). Eventuell könnten also auch unterschiedliche kritische Periodeneffekte für die L1 und L2 vorliegen, wobei sich der Alterseffekt für die L2 weniger stark als bisher angenommen auswirkt, wenn die L1 früh in der Kindheit erworben wird.

1.2 Universelle, konzeptuelle Kategorien versus semantische, strukturelle Kategorien sowie beeinflussende Faktoren als Grundlage für den Auf- und Ausbau des semantisch-lexikalischen Systems

Stellt man die Frage nach Erwerbssequenzen und/ oder Entwicklungsstadien für die verschiedenen Spracherwerbsebenen (s. Punkt 1.1), muss auch die Frage beantwortet werden, wie der Zweitspracherwerb theoretisch erklärt wird. Aktuell ist die Zweitspracherwerbsforschung diesbezüglich in zwei Lager geteilt. Das eine vertritt die Position, dass sich der Zweitspracherwerb analog zum Erstspracherwerb bzw. Mutterspracherwerb mit Hilfe einer Universalgrammatik (UG) vollzieht (u.a. Epstein et al., 1996). Als Beleg dafür wird häufig angeführt, dass auch Erwachsene noch eine zweite oder dritte Sprache durch den Zugriff auf die UG erwerben können. VertreterInnen des zweiten Lagers nehmen demgegenüber an, dass sich gerade weil es Erwachsenen möglich ist, noch auf die UG zuzugreifen, die Erwerbsprozesse des Zweitspracherwerbs von denen des Erstspracherwerbs grundlegend unterscheiden. Weiterhin indizieren die empirischen Befunde einen nicht zu vernachlässigenden Einfluss der Regeln und Konventionen aus der Muttersprache auf die Zweitsprache (s.u.). Die Regeln und Konventionen der L1 werden dabei auf die zu erwerbende Sprache übertragen. Dieser Transfer gilt heute insbesondere für grammatische Regeln als nachgewiesen (vgl. u.a. Eubank, 1994; vgl. Eubank, 1996; vgl. Schwartz & Sprouse, 1996). Neben grammatischen Regeln ist aber auch die Rolle von Lernmechanismen betont worden, die den Zweitspracherwerb ermöglichen.

Neben der Universalgrammatik (UG) besitzt der Input als sprachlicher Faktor, der den Lernvorgang auslöst, vor allem jedoch die Muttersprache eine große Bedeutung für den Zweitspracherwerb (s. auch Punkt 6.3). Die Muttersprache wurde lange als Quelle der Unterstützung bzw. Verstärkung des Zweitspracherwerbs, aber auch als ,Verursacher' von *Interferenz* (sprachlicher Transfer) gesehen (Gass & Glew 2008: 277). Der Lerner vollzieht dabei einen positiven Transfer auf der Grundlage des bereits erworbenen sprachlichen Systems in der L1 und überträgt wesentliche sprachliche Merkmale aus der L1 auf die L2. Immer wenn die Merkmale mit denen der L2 übereinstimmen, werden diese beibehalten. Fehlt die Kongruenz bzw. werden Inkonsistenzen bemerkt, ist der Lerner gezwungen die ,schlechte' Sprachgewohnheit bzw. die falsch angewendete Regel aus der L1 in der L2 zu eliminieren. Da der Zweitspracherwerb und die sprachlichen Interferenzen jedoch deutlich komplexer sind als es diese Theorie erklären kann, erfolgte in den letzten Jahren ein Perspektivenwechsel, der weiteren Faktoren Bedeutung eingeräumt hat. Dazu zählt zum Beispiel die *Nähe* von Sprachsystemen, das heißt wie strukturell ähnlich die Sprachsysteme der L1 und L2 sind (vgl. Gass, 1996; vgl. Odlin,

2003). Auf dem Hintergrund von Transparenz sprachlicher Ähnlichkeiten wird weiterhin angenommen, dass Lerner die Transferierbarkeit bestimmter sprachlicher Merkmale prüfen und einschätzen (vgl. ebd.). Für den Erwerb des semantisch-lexikalischen Systems bedeutet dies, dass z.b. transparente Bedeutungen vom Lerner ‚intuitiv' besser in die L2 transferiert werden können als Wörter, die in idiomatischen Wendungen oder Phraseologismen auftreten und deren Bedeutung vage bleibt. Darüber hinaus haben aber auch Lerner- register Einfluss auf den L1- und L2-Erwerb. Dabei passt sich ein fortgeschrit- tener Sprecher dem intellektuellen und sprachlichen Niveau eines weniger kompetenten Sprechers an. An dieser Stelle muss jedoch kritisch hinterfragt werden, inwieweit diese Anpassungen dem L1- und L2-Erwerb dienlich sind (vgl. Wode, 1988).

Neben sprachlichen Faktoren haben soziale Faktoren Einfluss auf den L1- und L2-Erwerb. Unter sozialen Faktoren werden dabei alle Faktoren verstanden, die eine Wirkung auf die Fähigkeit und Bereitschaft des Lerners besitzen, eine bestimmte Sprache zu erwerben (vgl. Wode, 1988). Von der Forschung wurden im Hinblick auf die unterschiedlichen Spracherwerbs- typen bereits verschiedene Faktoren ermittelt und untersucht, die sich für die einzelnen Typen erheblich unterscheiden. So wurden vor allem für den L1-Er- werb die Faktoren Familienstruktur, Mehrlingssituation, Heimmilieu und der sozioökonomische Status untersucht, während für den L2-Erwerb vor allem die Faktoren Kontaktalter, Kontaktdauer, Ausbildungsstand und Kontakt zu L1-Sprechern am Arbeitsplatz von der Forschung in Zusammenhang mit sprachlichen Faktoren vor allem für die Bereiche der Syntax und Phonologie untersucht wurden (vgl. ebd.). Für den semantisch-lexikalischen Bereich feh- len entsprechende Untersuchungen. Ein anderes Bild ergibt sich hingegen für den L1-Erwerb. Die Ergebnisse von zahlreichen Untersuchungen erklären die Unterschiede im Lerntempo und in den Lernzuwächsen von Kindern durch die Art und Intensität des sprachlichen Kontaktes, welchen Kinder erhalten. Art und Intensität sprachlicher Kontakte wirken wiederum mit den Faktoren Familienstruktur, Mehrlingssituation, Heimmilieu und sozioökonomischer Status zusammen. Hinsichtlich der Familienstruktur wird von der Forschung beispielsweise der sprachliche Input und das Interaktionsverhalten im Zusam- menhang mit der Familiengröße diskutiert. Es ist immer wieder postuliert worden, dass in kleineren Familien mehr Kontaktmöglichkeiten zwischen Erwachsenen und Kindern bestehen, die das Lerntempo, den Lernzuwachs, also den Input und damit auch den Spracherwerb insgesamt begünstigen. Aktuell ist jedoch nur belegt, dass nicht die Größe einer Familie, z.B. für das Anwachsen des Wortschatzes relevant ist, sondern die Art und Reich- haltigkeit der sprachlichen Interaktion – also das sprachliche Angebot, das dem Kind gemacht wird. Ähnliche Argumentationsmuster finden sich auch für den Faktor der Mehrlingssituation. Eine kinderreiche Familie kann eine für das Lerntempo von Kindern ungünstige Situation darstellen. Hier ist die Gefahr sehr groß, dass Geschwister, die sich im ähnlichen Alter befinden von den Eltern oft mit gleichen Aktivitäten beschäftigt werden. Für den Input im Spracherwerb – insbesondere für den Erwerb des semantisch-lexikalischen Systems – bedeutet dies wenig Varianz und ein geringes Angebot, z.b. an neuen Wörtern. Geschwister wiederum kennen sich auf Grund des großen Anteils gemeinsam verbrachter Zeit sehr gut und können sich auch ohne viele sprachliche Erklärungen verstehen. Andererseits orientieren sich jüngere Kinder sprachlich, kognitiv, motorisch etc. nicht selten an den älteren Geschwisterkindern und sind ihren Altersgenossen in der Entwicklung häufig voraus. Im Hinblick auf bisherige Untersuchungen der Forschung zu sozialen Faktoren ist jedoch kritisch anzumerken, dass der Einfluss sozialer Faktoren häufig durch zu allgemeine und durch zu gering differenzierende Größen, wie z.b. durch den Umfang des Wortschatzes oder die durchschnittliche Zahl der Wörter pro Satz als Maß für die syntaktische Komplexität erfasst wird. Die Qualität des gespeicherten Wortschatzes und des semantisch-lexikalischen Systems wird dabei in der Regel nicht berücksichtigt.

Sowohl universelle, konzeptuelle als auch sprachspezifische Kategorien spielen im Erstspracherwerb von Kindern eine zentrale Rolle (vgl. Clark, 2017). Sie bilden die Grundlage für den Auf- und Ausbau des semantisch-lexikalischen Systems und werden durch die o.g. Faktoren entscheidend beeinflusst. Da der Erstspracherwerb das Fundament für den Zweitspracherwerb bildet, existieren vielfältige Verbindungen zwischen beiden Spracherwerbstypen. Ein weiterer, den Erst- und Zweitspracherwerb beeinflussender Faktor, der bisher jedoch nur mäßig untersucht wurde, stellt die Konvention einer Sprachgemeinschaft dar. Mit deren Einfluss beschäftigt sich vor allem Clark (2017). Woher wissen Kinder, auf welche Kategorie sie sich beim sogenannten *mapping*, das heißt beim Abbilden eines Konzeptes auf Sprache beziehen sollen (vgl. ebd.)? Bis zu welchem Grad werden semantische Kategorien durch universelle, konzeptuelle Kategorien beeinflusst und bis zu welchem Grad durch Konventionen einer Sprachgemeinschaft? Wie Kinder konzeptuelle Kategorien mit semantischen Kategorien verbinden bzw. darauf den mapping-Prozess beziehen, hängt im Wesentlichen von zwei Faktoren ab: 1. von der Aufgabe, die es zu lösen gilt und dem Wissen, das sie dazu bereits erworben haben und 2. vom Sprachgebrauch Erwachsener in der intendierten Zielsprache (Erst- oder Zweitsprache). Kinder hängen damit folglich von der kindgerichteten Sprache Erwachsener direkt ab, entdecken darüber sprachliche Konventionen und müssen herausfinden, welche Wörter und Satzkonstruktionen für die Versprachlichung eigener Intentionen geeignet sind (vgl. Clark, 2017). Dabei muss herausgestellt werden, dass dieser mapping-Prozess nicht immer eineindeutig ist, wenn z.b. ein Konzept oder eine konzeptuelle Kategorie mehrere lexikalische Bedeutungen hat (vgl. ebd.). Nichtsprachliches Wissen hilft also nicht vollumfänglich beim Erwerb des konventionellen Wissens (vgl. ebd.), das wiederum mit dem Lexikon bzw. mit dem semantisch-lexikalischen System der Zielsprache verbunden ist. Beispiele hierfür sind Verben für Aktionen, die häufig kulturspezifische linguistische Konstruktionen darstellen (vgl. ebd.). Andererseits ist heute bekannt, dass Kinder und Erwachsene mit und ohne Sprache in verschiedenen Kontexten sortieren, gruppieren und kategorisieren können, wobei sie sich auf verschiedenste Repräsentationen für Objekte, Größen, Modi etc. verlassen und für jede Situation entscheiden, ob und wie relevant die jeweilige Repräsentation ist (vgl. Clark, 2003). Der Input dazu kann gesprochen, geschrieben oder unabhängig von Sprache erfolgen (vgl. Gentner & Goldin-Meadow, 2003).

Im Erst- und Zweitspracherwerb von Kindern ist die kindgerichtete Sprache folglich insgesamt kritisch hinsichtlich des Auf- und Ausbaus semantischer Kategorien abseits konzeptueller Kategorien zu betrachten (vgl. Clark, 2017). Dennoch ist die kindgerichtete Sprache die erste und initiale Quelle für die Konventionen einer Sprache, was wiederum mit den konzeptuellen Kategorien interagiert, die ein Kind bereits aufgebaut hat. Diese Konventionen lehren das Kind wie in der jeweiligen Sprache zu denken ist, bevor gesprochen wird und semantische Kategorien aufgebaut werden können (vgl. Slobin, 1996; vgl. Slobin, 2001). Auch ist über die kindgerichtete Sprache ein korrektives Feedback der Erwachsenen möglich (Reformulierung der kindlichen Äußerung), das Kindern trotz fehlender Eineindeutigkeit der Zuordnung semantischer Kategorien zu konzeptuellen Kategorien hilft, 1. Wörter auf konzeptuelle Kategorien abzubilden, 2. semantische Grenzen zu erkennen und 3. zusätzliche konzeptuelle Kategorien zu konstruieren, falls dies erforderlich ist (vgl. Clark, 2017). In der Entwicklung verfeinern sich diese Prozesse bis im Erwachsenenalter genügend Flexibilität erreicht ist, um zu entscheiden, ob eine sprachliche Aufgabe/ Anforderung im Mittelpunkt von Kommunikation in der Erst- oder Zweitsprache steht oder aber das Ziel von Kommunikation erreicht werden soll, z.B. über die Verständnissicherung beim Hörer (vgl. ebd.). Nichtsprachliche Aufgaben beruhen demgegenüber auf perzptueller Ähnlichkeit über alle Sprachen hinweg, die, wenn sie über den Sprecher der jeweiligen Erst- oder Zweitsprache realisiert werden, zu unterschiedlichen semantischen Kategorien führen. Vor diesem Hintergrund scheint gut nachvollziehbar, dass Lexika Unterschiede aufweisen, also nicht in allen Sprachen gleich sind (vgl. ebd.).

1.3 Erwerbsschwerpunkte und potentielle Schwierigkeiten

Die Entwicklungsprinzipien und -strukturen des ein- und zweisprachigen Lexikons von Kindern sind bisher kaum Gegenstand wissenschaftlicher Untersuchungen. Letzteres ist nicht überraschend, denn wenn es für den

Zweitspracherwerb nicht wirklich eine kritische Periode zu geben scheint (s. Punkt 1.1), wie sollen Entwicklungsabfolgen, Entwicklungsprinzipien und Entwicklungsstrukturen ermittelt werden? Bis auf Forschungen zum frühkindlichen einsprachigen Lexikon (vgl. u.a. Kauschke, 1999, 2000, 2003, 2007) gibt es für den Erwerb des semantisch-lexikalischen Systems kaum Forschungsergebnisse. Da ein gut auf- und ausgebauter Wortschatz eine wichtige Voraussetzung für den Erwerb anderer sprachlicher Fähigkeiten, wie z.b. syntaktische, morphologische und schriftsprachliche Fähigkeiten (vor allem für das Lesen) darstellt, gilt der Förderung semantisch-lexikalischer Fähigkeiten bei sprachschwachen Kindern (sog. *Risikokindern*) sowie der Therapie semantisch-lexikalischer Störungen bei sprachauffälligen Kindern (*Kinder mit Spezifischer Spracherwerbsstörung/ SSES* bzw. mit *Specific Language Impairment/ SLI* bzw. mit *umschriebener Sprachentwicklungsstörung/ USES*) ein besonderes Interesse. SSES/ SLI oder USES als synonym gebrauchte Termini gelten als umschriebene Entwicklungsstörungen des Sprechens und der Sprache gemäß ICD-10, F80. Aktuell wird jedoch eine vereinfachte Nomenklatur für Spezifische (primäre) Spracherwerbsstörungen/ SSES diskutiert, wobei diese auf den Terminus *Sprachentwicklungsstörung/ SES* vor allem mit Blick auf Komorbiditäten reduziert werden soll, was nicht unproblematisch ist (vgl. Kauschke, 2018).

Generell handelt es sich bei einer Spezifischen Sprachentwicklungs- bzw. Spracherwerbsstörung um eine Beeinträchtigung des Spracherwerbs und des Aufbaus eines sprachlichen Regelsystems von frühen Stadien der Entwicklung an, wobei ein später oder ausbleibender Beginn des Sprechens, ein verlangsamter Verlauf oder eine Stagnation des Spracherwerbs nicht auf sensorische, organische, mentale oder gravierende sozial-emotionale Defizite zurückgeführt werden können (vgl. https://www.awmf.org/leitlinien/detail/ll/049-006. html).

Umschriebene Sprachentwicklungsstörungen/ USES als Terminus (s.o.) werden in der Internationalen Klassifikation der Krankheiten und verwandten Gesundheitsprobleme – ICD-10 (vgl. https://www.dimdi.de/dynamic/de/ klassifikationen /icd/icd-10-who/; vgl. Dilling et al., 2008) der Weltgesundheitsorganisation (WHO) in rezeptive Störungen und expressive Störungen eingeteilt. Die Diagnose erfolgt über Ausschlusskriterien (s.o.) sowie durch die Ermittlung der expressiven und rezeptiven Anteile der für die Störung kennzeichnenden (psycho-)linguistischen Ebenen. Das Ausmaß der Symptome auf der jeweiligen (psycho-)linguistischen Ebene muss dabei eine definierte Diskrepanz zur jeweiligen Altersnorm aufweisen (vgl. https://www.awmf.org/ leitlinien/detail/ll/049-006.html). Darüber hinaus variiert die Symptomatik einer USES in Abhängigkeit vom Lebensalter des Kindes. Die Prävalenz von USES wird für den amerikanischen Sprachraum mit 5% bis 8% angegeben (vgl. American Psychiatric Association's DSM-IV 1994; vgl. Tomblin et al.,

1997). Für den deutschen Sprachraum, für den es uneinheitliche Angaben gibt (vgl. Kiese-Himmel 1999, 2008; vgl. Suchodoletz v., 2003), werden ähnliche Prävalenzraten geschätzt (vgl. https://www.awmf.org/leitlinien/detail/ ll/049-006.html).

Aktuelle internationale und nationale Diskussionen weichen das bisherige Verständnis und die bisher verwendete Terminologie SLI/ SSES oder USES jedoch dahingehend auf als zahlreiche Kinder, die in der klinisch-(sprach)therapeutischen Praxis vorstellig werden durch den spezifischen Terminus SLI/ SSES/ USES exkludiert werden (vgl. Bishop, 2014, 2017; vgl. Bishop et al., 2016, 2017). Das sind z.B. Kinder mit phonologischen Störungen, pragmatischen Störungen sowie zwei- und mehrsprachige Kinder. Vor allem in der nationalen Diskussion geht es aktuell um eine Konsensfindung, die die bereits international geführte Diskussion berücksichtigt (vgl. CATALISE [Bishop et al., 2016]; vgl. CATALISE-2 [Bishop et al., 2017]). Es ist zu erwarten, dass ein neues, erweitertes Verständnis von Sprachentwicklungsstörungen/ SES zu Veränderungen bei diagnostischen, (sprach)therapeutischen Prozessen und Interventionen führen wird sowie unmittelbare Auswirkungen auf das deutsche Gesundheits- und Bildungssystem sowie die Sektorengrenzen haben wird.

Trotz der verschiedenen oben genannten Terminologien soll im vorliegenden Buch noch das bisherige Verständnis von SSES/ SLI oder USES zu Grunde gelegt werden. Diesem Verständnis folgend lassen sich die Symptome einer SSES, SLI bzw. USES als gemeinsame Klammer wie folgt charakterisieren (vgl. ebd.):

- Besorgnis einer engen Bezugsperson bzgl. des Spracherwerbs
- Keine idiosynkratischen Wörter oder aber nur einzelne, idiosynkratische Wörter sind vorhanden.
- Erste Wörter werden deutlich später als mit 15 Monaten erworben.
- Es treten keine Wortkombinationen mit ca. 24 Monaten auf.
- Mit 24 Monaten verfügen die betroffenen Kinder über weniger als 50 Wörter produktiv (sog. *late talker*).
- Der Spracherwerb verläuft insgesamt langsamer im Vergleich zu gleichaltrigen Kindern oder aber er stagniert.
- Es findet kein Aufholen bis zu einem Alter von 36 Monaten statt.
- Es zeigen sich lediglich Ein- bis Zweiwortäußerungen bis zu einem Alter von 36 Monaten.

Die genannten (Kern)Symptome zeigen sich sowohl in der Erstsprache als auch in der Zweitsprache. Während sprachunauffällige Kinder problemlos in der Lage sind, mehrere Sprachen gleichzeitig bzw. *simultan* zu erwerben – vorausgesetzt die Sprachen werden in ausreichender Quantität und Qualität angeboten und die Kinder erhalten genügend Gelegenheit zur Kommunikation

in den Sprachen – müssen beim *sukzessiven* Zweitspracherwerb die Erwerbsbedingungen zwingend günstig gestaltet werden, damit dieser erfolgreich ist
und nicht zum Nachteil im Hinblick auf die Bildungschancen wird. Letztere
entstehen nicht selten dadurch, dass die Erstsprache der Kinder (Muttterspra-
che oder L1) im deutschen Bildungssystem aktuell noch nicht ausreichend
Beachtung im Sinne einer gezielten, aktiven Nutzung findet (s. auch Kapitel
6) und folglich die Bedeutung der Erstsprache als zentrale Voraussetzung
für den Zweitspracherwerb (L2) unterschätzt wird. Die Zahl der Kinder,
die ihren Spracherwerb simultan vollzieht (eigentliche Bilingualität) und die
zwei oder mehr Sprachen gleichzeitig erwerben, ist wesentlich kleiner als die
Zahl der Kinder, die den Zweitspracherwerb sukzessiv vollziehen. Bei zuletzt
genanntem Spracherwerbstyp wird zunächst die Muttersprache erworben
und anschließend wird die Umgebungssprache als Zweitsprache erlernt (vgl.
Rothweiler & Kroffke, 2006). Zweisprachige Kinder können dabei in der
Spracherwerbsphase sogenannte *interferenzbedingte Besonderheiten* zeigen
(vgl. https://www.awmf.org/leitlinien/detail/ll/049-006.html).

Betrachtet man die semantisch-lexikalische Spracherwerbsebene im Detail
ist für SSES-Kinder typisch, dass sie ihre ersten Wörter deutlich später als ihre
Altersgenossen produzieren. Auch das Lexikon entwickelt sich deutlich langsamer und der Vokabelspurt, der im Alter von 18 Monaten, spätestens jedoch
mit Ende des zweiten Lebensjahres eingesetzt haben sollte, bleibt aus. Der
Lexikonumfang dieser Kinder misst im Alter von zwei Jahren häufig weniger
als 50 Wörter (vgl. Rothweiler & Kauschke, 2007). Obwohl bis heute Studien
in großem Umfang fehlen, die belegen, dass SSES-Kinder aus der Gruppe
der Kinder mit verspätetem Sprechbeginn (sog. *late talker*) hervorgehen, gilt
dies wissenschaftlich als anerkannt (vgl. Leonard, 1998). Die Mehrzahl der
late talker holt die sprachlichen Rückstände in der Regel bis zum dritten
Geburtstag wieder auf. Sie werden dann als *late bloomer* bezeichnet. Die
Kinder, die jedoch den Entwicklungsrückstand nicht wieder aufholen, stellen eine Risikogruppe im Hinblick auf *Spezifische Spracherwerbsstörungen/
SSES* dar. Kinder mit SSES zeigen eine große individuelle Variation der Symptomatik auf der semantisch-lexikalischen Sprachebene im rezeptiven und
produktiven/ expressiven Bereich. Die rezeptiven und expressiven Störungen
des semantisch-lexikalischen Systems bleiben über das Vorschul- und Schulalter hinaus mit wechselnden Symptomen erhalten. Da die Symptome einer
semantisch-lexikalischen Störung im Kontext einer SSES stark individuell
variieren, ist eine Bündelung typischer Symptome im Sinne eines Syndroms
wenig sinnvoll. Demgegenüber scheint jedoch eine Beschreibung der semantisch-lexikalischen Symptome auf der Grundlage von Spracherwerbsprofilen
für die Erforschung vielversprechend (vgl. Kauschke & Siegmüller, 2002).
Durch diese wird semantisches Lernen transparent und semantisch-lexikalische Erwerbs- bzw. Lernmechanismen können besser identifiziert werden.

Ein individuelles Profil für jedes Kind ergibt sich dabei aus der Beobachtung, wie viele und welche Sprachebenen betroffen sind (vgl. ebd.; s.o.). Bei einer SSES ist das Vorkommen von semantischen und/ oder lexikalischen Störungen kein obligatorischer Bestandteil der Symptomatik. Störungen des Erwerbs des semantischen und/ oder lexikalischen Systems können Symptome auf anderen sprachlichen Ebenen, vor allem auf der phonologischen Ebene sowie auf der morphosyntaktischen Ebene begleiten. Sie können aber auch isoliert auftreten, was jedoch seltener vorkommt. Kinder mit semantisch-lexikalischen Störungen zeigen einen langsamen Erwerb von Wörtern, der ca. elf Monate hinter dem von sprachunauffälligen Kindern liegt (vgl. Schwartz et al., 1987). Weiterhin weisen sie einen eingeschränkten Wortschatz auf (geringer Wortschatzumfang), lernen nur langsam hinzu, haben Probleme im Wortverständnis insbesondere bei der Nutzung nicht-literaler und sekundärer Bedeutungen für das Verständnis von Wörtern, können Sätze und diskursive Kontexte nicht heranziehen, um Bedeutungen zu erschließen, können erworbene Wörter nur schwer mit neuen Wörtern in Beziehung setzen, z.b. einem bestimmten Wortfeld zuweisen, zeigen Probleme bei der Ausweitung semantischen Wissens auf neue Wörter und haben Probleme zu generalisieren (vgl. ebd.), verfügen über unvollständige oder unterspezifizierte phonologische Repräsentationen gespeicherter Wörter, zeigen eine begrenzte Elaborationsfähigkeit, weisen eine atypische Organisation des mentalen Lexikons auf und können darüber hinaus Probleme beim Zugang zum Lexikon (Wortfindung) haben (vgl. McGregor, 2009). Kinder mit Störungen des semantisch-lexikalischen Systems sind demnach häufig „weniger effizient in der komplexen Erwerbsaufgabe, Wortformen auf bestehende mental repräsentierte Konzepte abzubilden (*mapping*) bzw. […] Einträge zu speichern, in das mentale Lexikon zu integrieren und situationsangemessen abzurufen" (Kauschke & Siegmüller 2002: X). Diese Störungen beziehen sich vor allem auf das Wortbedeutungslexikon. Störungen des Wortbedeutungslexikons betreffen folglich die Qualität der gespeicherten semantischen und syntaktischen Merkmale, die mit dem Worteingang verbunden sind. Aber auch im Hinblick auf die Wortform können Erwerbsprobleme auftreten. Diese betreffen den Aufbau, die Differenzierung und Strukturierung phonologischer Repräsentationen. Mangelnde phonologische Repräsentationen führen dazu, dass sich das Lexikon nur unzureichend aufbaut, differenziert und strukturiert. Das Arbeitsgedächtnis korreliert dabei eng mit der Zunahme des Wortschatzes (vgl. Gathercole, 2006). Sind die phonologischen Repräsentationen unvollständig bzw. unzureichend differenziert, können sich daraus Abrufstörungen ergeben. Abrufstörungen fallen vor allem durch verlangsamte Reaktionszeiten insbesondere beim Benennen, dem klassischen Format für den Wortabruf auf (vgl. Dockrell et al., 2000). Aber auch in der Spontansprache zeigen sich als Folge von Abrufstörungen Fehlproduktionen bzw. Benennfehler, die symptomatologisch als semantische und/ oder phonematische Paraphasien, Umschreibungen, Neologismen, Floskeln und als unspezifische Antworten in Erscheinung treten. Aber auch nicht-sprachliche Ersatzstrategien, die als Ausweich- oder Vermeidungsverhalten, als Stereotypien, Gesten, Suchverhalten, Pausen etc. verwendet werden, können auftreten (vgl. Glück & Elsing, 2014). Weitere lexikalische Probleme zeigen sich in der Verwendung von Wortklassen, wobei vor allem das Verblexikon betroffen ist. Dieses stellt sich häufig als eingeschränkt dar. Kinder mit SSES/SLI verwenden weniger Verben, flektieren diese weniger häufig und weisen Einschränkungen in der Vielfalt auf (vgl. Conti-Ramsden & Jones, 1997). Studien zum *fast mapping* scheinen die wortartenspezifische Problematik bei der Übernahme und Speicherung von Verben zu belegen. Verben gelten als ein besonders störanfälliger Bereich für lexikalische Störungen (vgl. u.a. Leonard, 1998; vgl. Marshall, 2003), ohne dass an dieser Stelle eine Generalisierung vorgenommen werden soll.

2 Förderung und Therapie des semantisch-lexikalischen Systems: Ein Überblick über aktuelle Sprachförderprogramme und Therapieansätze

2.1 Sprachliche Interventionen: Sprachliche Bildung, Sprachförderung/ sprachspezifische Förderung und Sprachtherapie

Sprachkompetenz stellt eine der Schlüsselqualifikationen für die Persönlichkeitsentwicklung von Kindern dar und ist eine wichtige Voraussetzung für den schulischen und beruflichen Erfolg – also von Bildungsprozessen (vgl. auch Kapitel 6). Altersgemäße Sprachkenntnisse sind folglich unerlässlich mit Blick auf die Bildungschancen, die für alle Kinder gleich sein sollten. Mangelnde Teilhabe an der Sprach- und Kulturgemeinschaft eines Landes verhindern dies nicht selten. Sprachliche Bildung sollte deshalb so früh wie möglich beginnen und in den Alltag der Kinder integriert werden (sog. *alltagsintegrierte sprachliche Bildung*; s. auch Kapitel 6). Eltern bzw. enge Bezugspersonen und ErzieherInnen sollten dazu in den Förderprozess aktiv einbezogen werden. Alltagsintegrierte sprachliche Bildung ist ein Konzept, das entwicklungs-, lebenswelt- und kompetenzorientiert arbeitet (vgl. Bundesministerium für Familie, Senioren, Frauen und Jugend, 2018). Es bietet eine umfassende systematische Unterstützung und Begleitung des Spracherwerbs für Kinder aller Altersstufen, die grundlegend das Handeln aller pädagogischen Fachkräfte bestimmt. Eine qualitativ hochwertige alltagsintegrierte sprachliche Bildung bedarf selbstverständlich einer spezifischen professionellen Handlungskompetenz der involvierten pädagogischen Fachkräfte, die Fachwissen, Handlungswissen (insbesondere zu spezifischen Interaktions- und Gesprächsstrategien, Beobachtungs- und Analysekompetenzen) umfasst (vgl. ebd.). Der Bereich der sprachlichen Bildung, insbesondere die zu lösenden Aufgaben sind daher in den letzten Jahren stark in den Fokus von Forschung und Bildungsinstitutionen, wie z.B. KiTa und Schule gerückt. Es ergeben sich erhebliche Herausforderungen für alle Beteiligte – Kinder und Jugendliche, ErzieherInnen und LehrerInnen, BildungspolitikerInnen und WissenschaftlerInnen (vgl. Becker-Mrotzek & Roth 2017: 7). Es bedarf deshalb vor allem einer Theorie der sprachlichen Bildung, interdisziplinärer und interprofessioneller Forschung, eines neuen Theorie-Praxis-Verständnisses und eines Transfers im Hinblick auf die alltäglichen praktischen Herausforderungen (vgl. ebd.). Die starken Entwicklungen im Bereich der sprachlichen Bildung in den letzten Jahren haben sich jedoch auch auf das bisherige Verständnis von Sprachförderung ausgewirkt (vgl. Becker-Mrotzek & Roth 2017: 16). Sprachförderung wurde bis vor kurzem als pädagogische Unterstützung im Bereich Sprache für alle Kinder verstanden (vgl. ebd.). Inzwischen hat sich jedoch „als Oberbegriff der Terminus *sprachliche Bildung* bzw. *Sprachbildung* durchgesetzt, der Ausdruck *Sprachförderung* wird nur mehr für die Bearbeitung spezifischer Probleme, Rückstände oder Defizite im Sprachstand verwendet" (Becker-Mrotzek & Roth 2017: 16). Sprachliche Bildung richtet sich demnach an alle Kinder, während sich Sprachförderung bzw. sprachspezifische Förderung an Kinder mit besonderem (sprachlichen) Förderbedarf richtet, die nicht selten zudem auch Therapiebedarf haben.

Traditionell werden Aktivitäten der Sprachförderung und Sprachtherapie deutlich voneinander abgegrenzt (vgl. Ritterfeld, 2012), obwohl es häufig zur Vertauschung der Begrifflichkeiten durch alle Bereiche kommt (vgl. Iven, 2007). Versteht man unter Sprachförderung alle Maßnahmen, die im weiteren Sinne von pädagogischen Fachkräften zur Unterstützung der Sprachentwicklung von Kindern durchgeführt werden (vgl. Bunse & Hoffschildt 2011: 147), wird Sprachtherapie stets auf der Basis einer Diagnose mit Hilfe von informellen oder normierten Testverfahren mit dem Ziel der genauen Erfassung des Erscheinungsbildes durchgeführt. In der Sprachförderung erscheint die Durchführung von standardisierten Testverfahren jedoch wenig sinnvoll, da es hier um die Einschätzung der Entwicklung auf mehreren Entwicklungsebenen geht. Das Ziel des (förder-)diagnostischen Prozesses besteht in der Ermittlung von Ressourcen. Als Diagnoseinstrumente werden deshalb vor allem Screenings, standardisierte und nicht-standardisierten Beobachtungsverfahren eingesetzt. Zudem erfolgt die Sprachförderung in einer Kleingruppe oder Gesamtgruppe (vgl. ebd.), während Sprachtherapie in der Regel in einer Einzelsituation stattfindet. Das Ziel von Sprachförderung besteht in der Prävention von Spracherwerbsstörungen (vgl. Mannhard, 2006) auch unter Berücksichtigung von Zweisprachigkeit, während Sprachtherapie auf die Behandlung und Rehabilitation von Spracherwerbsstörungen und Sprachbehinderungen gerichtet ist. Auch hinsichtlich der Qualität und Quantität des Interventionsinputs sowie der Interventionsstrategien existieren Unterschiede (vgl. Ritterfeld, 2012). Einerseits ist der Schwerpunkt ein entwicklungspsychologischer, andererseits bedeutet er Individualisierung (vgl. ebd.). Als Folge dieser Unterscheidung fand Sprachförderung in der Vergangenheit vor allem allgemein, eher unspezifisch nach dem „Gießkannenprinzip" statt und wurde nicht an eine Institution gebunden (sog. *Förderortunabhängigkeit*; vgl. Empfehlungen zur Arbeit in der Grundschule KMK, 1994).

Weiterhin zeichnet für die Sprachförderung die Bildungspolitik verantwortlich, während für die Sprachtherapie das Gesundheitssystem mit seinen Kostenträgern zuständig ist.

Mit dem Inkrafttreten der UN-Behindertenrechtskonvention steht das Bildungssystem in Deutschland seit einigen Jahren vor neuen Herausforderungen (vgl. Grohnfeldt & Leonhardt 2012: 121). Vor diesem Hintergrund und der Tatsache, dass heute Kinder mit Spracherwerbsstörungen und Kinder mit einem Risiko (z.b. bedingt durch ungünstige Variablen im Kontext einer Zweisprachigkeit) neben Kindern mit typischem Spracherwerbsverlauf in einer Kindergartengruppe zu finden sind, gemeinsam spielen und lernen, stellt sich die Frage, wie zeitgemäß und effektiv eine Trennung zwischen Sprachförderung und Sprachtherapie noch ist. Können nicht fachspezifisches Wissen aus der Sprachtherapie bzw. Logopädie, wie z.b. die Anwendung sprachspezifischer Methoden positive Auswirkungen auf die Sprachförderung im Kontext von Inklusion haben und so einen sprachspezifischen Förderansatz entstehen lassen? Und kann Sprachförderung nicht auch Sprachtherapie bereichern, z.b. durch Ansätze zur Intervention in Kleingruppen? Die Diskussionen sind dabei selbstverständlich unter Erhalt der Fachkompetenzen zu führen.

2.2 Aktuelle Ansätze zur Förderung/sprachspezifischen Förderung unter besonderer Berücksichtigung der semantisch-lexikalischen Spracherwerbsebene sowie deren Wirksamkeit

Aktuelle Ansätze zur Förderung und sprachspezifischen Förderung werden in sogenannte *sprachstrukturelle Förderprogramme* und *ganzheitliche Sprachförderkonzepte* unterteilt. Sprachstrukturelle Förderprogramme orientieren sich an der Förderung einer oder mehrerer sprachlicher Ebenen (vgl. Bunse & Hoffschildt 2011: 154). Wortschatz, grammatische Strukturen, Sprachverständnis etc. werden gezielt herausgestellt und zum Gegenstand der sprachspezifischen Förderung gemacht. Diese erfolgt dann nach einem bestimmten zeitlichen Ablaufplan, oft mit vorgegebenem Material (vgl. ebd.). Ganzheitliche Sprachförderkonzepte arbeiten hingegen situationsorientiert und haben keine konkreten Inhalte (vgl. ebd.). Vielmehr sind diese als Rahmenkonzepte zu verstehen, die u.a. auch interkulturelle Aspekte in die Förderung einbeziehen. Eine ganzheitliche Sprachförderung wird zudem in den KiTa-Alltag oder Schulalltag integriert (vgl. ebd.).

Beispiele für sprachstrukturelle Förderansätze, die sowohl auf zweisprachige Kinder als auch einsprachige Kinder im Vorschulalter mit sprachlichem Unterstützungsbedarf (Risikokinder im Bereich Sprache) gerichtet sind und auf weitere sprachliche Bereiche außer der Förderung der phonologischen Bewusstheit zielen, liegen für Deutschland lediglich in geringer Anzahl vor. Dazu zählen vor allem die Förderprogramme *Deutsch für den Schulstart* (vgl. Kaltenbacher, 2008), der *Sprachförderkoffer für Kindertagesstätten* (vgl. Walter et al., 2003), KIKUS (vgl. Garlin & Merkle, 2007) sowie das

Kon-Lab-Programm (vgl. Penner, 2002, 2008). Zu den ganzheitlichen Förderansätzen für Kinder im Vorschulalter zählen *Rucksack Kita* (vgl. Springer-Geldmacher, 1999) und *Wir verstehen uns gut – Spielerisch Deutsch lernen* (vgl. Schlösser, 2007). Der erst genannte sprachstrukturelle Förderansatz hat als Zielgruppe Kinder mit nichtdeutscher Erstsprache sowie bildungsbenachteiligte Kinder im Vorschulalter im Fokus (vgl. Bunse & Hoffschildt 2011: 160) und ist auf die Förderschwerpunkte Wortschatz, grammatische Fähigkeiten, Text, phonologische Bewusstheit und mathematische Vorläuferfähigkeiten gerichtet. Gefördert wird mindestens ein Jahr mit fünf Stunden wöchentlich. Ein Einbezug der Eltern findet statt. Der zweite sprachstrukturelle Förderansatz hat als Zielgruppe Kinder mit nichtdeutscher Erstsprache im Vorschulalter im Blick (vgl. ebd.) und ist auf die Förderschwerpunkte Wortschatz, Aussprache und grammatische Fähigkeiten gerichtet. Der Einbezug der Eltern in die Förderung findet ebenfalls statt. KIKUS (vgl. Garlin & Merkle, 2007) ist ein sprachstruktureller Förderansatz für Vorschulkinder mit nichtdeutscher Erstsprache und ist auf die Förderung von Wortschatz, grammatischen und pragmatisch-kommunikativen Fähigkeiten gerichtet. Gefördert wird einmal wöchentlich für ca. 60 Minuten in insgesamt 28 Sitzungen (vgl. ebd.). Auch hier findet der Einbezug der Eltern in die sprachstrukturelle Förderung statt. Das Kon-Lab-Programm (vgl. Penner 2002, 2008) hat als Zielgruppe Kinder mit Sprachentwicklungsstörungen bzw. Risikokinder sowie Kinder mit nichtdeutscher Erstsprache im Alter von einem Jahr bis zum Schulalter im Fokus (vgl. ebd.). Gefördert werden täglich für 10 Minuten der Sprachrhythmus, grammatische Fähigkeiten, die Regelentdeckung und Automatisierung. Ein Einbezug der Eltern ist hier ebenfalls vorgesehen.

Zu den ganzheitlichen Förderansätzen, die 3- bis 6-jährige Kinder im Blick haben, zählen *Rucksack Kita* (vgl. Springer-Geldmacher, 1999) und *Wir verstehen uns gut – Spielerisch Deutsch lernen* (vgl. Schlösser, 2007). Der erst genannte ganzheitliche Förderansatz hat als Zielgruppe Mütter und Kinder mit nichtdeutscher Erstsprache im Alter von 4 bis 6 Jahren im Fokus (vgl. Bunse & Hoffschildt 2011: 166). Er ist auf die Förderung des Wortschatzes in der Erstsprache (Muttersprache) sowie auf die Förderung von Wortschatz und grammatischen Fähigkeiten in der Zweitsprache *Deutsch* gerichtet. Gefördert wird neun Monate. Zusätzlich findet eine Müttergruppe 1 x pro Woche für die Dauer von 2 Stunden statt (vgl. ebd.). Der zweite ganzheitliche Förderansatz hat als Zielgruppe Kinder mit Sprachentwicklungsverzögerungen sowie Kinder mit nichtdeutscher Erstsprache im Fokus (vgl. Bunse & Hoffschildt 2011: 166). Er ist auf die Förderung des Wortschatzes, der grammatischen sowie kommunikativ-pragmatischen Fähigkeiten in Kleingruppen gerichtet. Gefördert wird 2 x pro Woche mit einer initialen Dauer von 20 bis 30 Minuten. Später findet die Förderung 30 bis 45 Minuten statt (vgl. ebd.).

Aus der Zusammenstellung der Förderprogramme und sprachstrukturellen Förderansätze geht hervor, dass zwar einige Sprachförderansätze für Kinder im Vorschulalter existieren, jedoch liegen aussagekräftige Evaluationsergebnisse zur Wirksamkeit bisher kaum vor.

Beispiele für sprachstrukturelle Förderansätze für Kinder im Grundschulalter sind die Förderprogramme *Elleressemenne* (vgl. Klatt, 2003) sowie das *Praxisbuch Spracherwerb 1–3* (vgl. Loos, 2005). Der erst genannte sprachstrukturelle Förderansatz hat als Zielgruppe Kinder mit nichtdeutscher Erstsprache im Alter von 2 bis 6 Jahren im Fokus (vgl. Bunse & Hoffschildt 2011: 161) und ist auf die Förderschwerpunkte Aussprache, Wortschatz und grammatische Fähigkeiten gerichtet. Gefördert wird 1 x pro Woche in der Kleingruppe. Zusätzlich besteht die Möglichkeit einer individuellen Förderung ebenfalls 1 x pro Woche. Ein Einbezug der Eltern in die Förderung ist nicht vorgesehen. Der zweite sprachstrukturelle Förderansatz hat als Zielgruppe Kinder mit nichtdeutscher Erstsprache im Alter von 3 bis 6 Jahren im Fokus (vgl. ebd. f.) und ist ausschließlich auf den Förderschwerpunkt Wortschatz gerichtet. Gefördert wird 2 bis 3 x pro Woche mit einer Dauer von 20 bis 25 Minuten. Der Einbezug der Eltern in die Förderung findet im Rahmen dieses sprachstrukturellen Ansatzes statt (vgl. ebd.).

Zu den ganzheitlichen Förderansätzen, die 7- bis 10-jährige Kinder im Fokus haben, zählen *Rucksack Schule* (vgl. Springer-Geldermacher, 1999) und *Wir verstehen uns gut – Spielerisch Deutsch lernen* (vgl. Schlösser, 2007). Der erst genannte ganzheitliche Förderansatz hat als Zielgruppe Mütter und Kinder mit nichtdeutscher Erstsprache im Alter von 7 bis 8 Jahren im Fokus (vgl. Bunse & Hoffschildt 2011: 166; s.o.). Er ist auf die Förderung des Wortschatzes in der Erstsprache (Muttersprache) sowie auf die Förderung von Wortschatz und grammatischen Fähigkeiten in der Zweitsprache Deutsch gerichtet. Gefördert wird 9 Monate. Zusätzlich findet eine Müttergruppe 1 x pro Woche für die Dauer von 2 Stunden statt (vgl. ebd.). Der zweite ganzheitliche Förderansatz hat als Zielgruppe Kinder mit Sprachentwicklungsverzögerungen sowie Kinder mit nichtdeutscher Erstsprache im Fokus (vgl. Bunse & Hoffschildt 2011: 166; s.o.). Er ist auf die Förderung des Wortschatzes, der grammatischen sowie kommunikativ-pragmatischen Fähigkeiten in Kleingruppen gerichtet. Gefördert wird 2 x pro Woche mit einer initialen Dauer von 20 bis 30 Minuten. Später findet die Förderung 30 bis 45 Minuten statt (vgl. ebd.).

Aus der Zusammenstellung der Förderprogramme und sprachstrukturellen Förderansätze geht hervor, dass die Anzahl an Förderansätzen für die Altersgruppe der 6 bis 10-Jährigen in Deutschland ebenfalls recht überschaubar ist. Angaben über die Wirksamkeit der o.g. Förderprogramme liegen bisher nicht vor.

Vor diesem Hintergrund sowie auf der Basis der Herausforderungen um eine gelingende Inklusion scheint die Entwicklung von sprachspezifischen Förderansätzen, die mit Methoden aus der Sprachtherapie bzw. Logopädie effektiv und effizient arbeiten, mehr als sinnvoll (s. auch Kapitel 3).

2.3 Aktuelle Ansätze zur Therapie unter besonderer Berücksichtigung der semantisch-lexikalischen Spracherwerbsebene sowie deren Wirksamkeit

2.3.1 Überblick

Verschafft man sich einen Überblick über die aktuellen Ansätze zur Therapie semantisch-lexikalischer Störungen ist vorab zu bemerken, dass das zu erlernende semantisch-lexikalische System nicht endlich ist (vgl. auch Kannengieser 2012: 238). Vielmehr handelt es sich um einen lebenslangen Auf- und Ausbau des semantisch-lexikalischen Systems. Daraus folgt für die Therapie semantisch-lexikalischer Störungen, dass therapierelevante Zielstrukturen nicht einfach durch einen Lücken-Vollständigkeitsvergleich ermittelt werden können (vgl. ebd.). Auch ist eine Leistungseinschätzung zum Aufbau und Umfang des semantisch-lexikalischen Systems oft nur subjektiv möglich. Ein ‚objektiver‘ Wortschatz für Kinder einer Altersgruppe ist auf Grund der Breite des Wortschatzes und des individuell unterschiedlichen Inputs im Spracherwerb kaum ermittelbar. Kindersprachkorpora leisten dazu erste Ansätze.

Daraus folgt nun, dass die Ermittlung der Therapiewörter für ein bestimmtes semantisches Feld ebenfalls schwierig ist. Gleiches gilt für das semantisch-lexikalische Niveau zum Anstoß der erwerbslogisch nächsten Schritte, wobei die Wortschatzerweiterung nicht das einzige, primäre Ziel ist. Vielmehr geht es um das In-Gang-Setzen der Erwerbsprozesse sowie um eine Verbesserung der Verarbeitung, das heißt der Speicherung und des Abrufs von Lexikoneinträgen. Dazu wird in der Therapie semantisch-lexikalischer Störungen mit ausgesuchten Wörtern gearbeitet, die exemplarischen Charakter haben. Vermittelt werden dabei: (1) semantische (sprachstrukturelle) Strukturen, die möglichst auch zwischen unterschiedlichen Sprachen Gültigkeit besitzen sowie (2) Strategien für das Lernen bzw. für den Erwerb, das Speichern und den Abruf von Lexikoneinträgen. Bezogen auf das einzelne Wort steht dabei die Vermittlung von Informationen über das jeweilige Wort im Mittelpunkt, z.B. zu semantischen und grammatischen Aspekten (Lemma-Informationen/ Wortinhalt) sowie zu phonologischen und morphologischen Aspekten (Lexem-Informationen/ Wortform). Je nach Störungsschwerpunkt werden nun unterschiedliche Ansätze unterschieden (vgl. Kannengieser 2012: 239):

Zunächst ist die frühe Therapie zu nennen, deren Ziel das Entdecken der Bedeutung eines Wortes und das Auslösen von Erwerbsprozessen ist, was vor allem Bestandteil in der Sprachanbahnung und der Sprachverständnistherapie ist. Die späte Therapie semantischer-lexikalischer Störungen ist auf den Auf- und Ausbau des Lexikons gerichtet, wobei die reine Semantik-Therapie den Aufbau von Konzepten, die Ausarbeitung von Wortbedeutungen sowie den Aufbau einer Struktur des Lexikons im Fokus hat. Die Wortgedächtnistherapie wird hingegen mit dem Ziel der Verbesserung der Verarbeitung, Speicherung und des Abrufs von Lexikoneinträgen durchgeführt (vgl. ebd.).

Semantische und lexikalische Therapieziele lassen sich dabei oft nur schwer voneinander trennen (vgl. ebd.). Wenn nun in der Diagnostik eine große Diskrepanz zwischen rezeptiven und expressiven Leistungen, fluktuierende Benennleistungen und ein Ansprechen auf Anlauthilfen zu finden ist, liegt der Schwerpunkt auf einer Abruftherapie, während fehlendes Bedeutungswissen, Lücken im Wortverstehen ohne Abrufproblematik eine semantisch-konzeptuelle Therapie indiziert (vgl. ebd.). In der Praxis müssen beide Schwerpunkte häufig kombiniert werden. Abhängig vom Alter und dem Entwicklungsstand des Kindes lassen sich allgemein folgende Therapieziele formulieren (vgl. Kannengieser 2012: 239):

- Anbahnung semantischer Fähigkeiten, Förderung des Symbolverständnisses, Einstieg in die verbale Kommunikation
- Aufbau eines produktiven Wortschatzes
- Erweiterung des Lexikons
- Erwerb einer altersgemäßen Lexikonkomposition, z.B. Arbeit am Verblexikon
- Erwerb einer altersgemäßen Morphosyntax/ Flexion
- Organisation des Lexikons
- Verbesserung der Wortverarbeitung
- Verbesserung des Wortlernverhaltens, u.a. Wecken von Interesse, Vermittlung von Strategien für Speicherung und Abruf.

Das in der Therapie eingesetzte Wortmaterial sollte weiterhin folgende Ansprüche erfüllen bzw. sollte wie folgt gestaltet sein (vgl. Kannengieser 2012: 240):

- spezifisch, um die Störung des Kindes behandeln zu können
- alltagsrelevant bzw. bedeutend für das Kind
- strukturiert bzw. das Wortmaterial muss verbunden sein über (vgl. ebd.):

  (1) ein Thema
  (2) eine Handlung/ ein Skript
  (3) ein semantisches Feld
  (4) einen Wortstamm

(5) Wortbildungsprinzipien
(6) eine Wortart
(7) ein Flexionsparadigma
(8) ein phonologisches Paradigma

Der Therapieaufbau orientiert sich dann allgemein an folgenden Schritten mit dem Ziel der Erarbeitung eines exemplarischen Wortschatzes (vgl. u.a. Kannengieser 2012: 246–250):

Schritt 1: Auswahl eines Themas
Schritt 2: Erstellen einer Wortliste (Wortmaterial)
Schritt 3: Überlegen einer Rahmenhandlung und konkreter Teilhandlungen, in die das Wortmaterial eingebettet werden kann
Schritt 4: erste Arbeit mit der gesamten Wortliste
Schritt 5: Erarbeiten von Informationen zu bekannten Wörtern
Schritt 6: Präsentieren der Zielwörter
Schritt 7: Erarbeiten der Zielwörter im Kontext einer Handlung
Schritt 8: Festigung
Schritt 9: Übungen zum Wortverstehen (WV) und zur Wortproduktion (WP) sowie zum Abruf und zur Automatisierung

2.3.2 Konzepte

Im Folgenden werden die wichtigsten Konzepte zur Behandlung semantisch-lexikalischer Störungen vorgestellt.

Für die frühe Semantiktherapie ist zunächst die Frühtherapie von Zollinger (1986, 1995) zu nennen. Auf der Basis eines Entwicklungsprofils erfolgt die Indikation zu einer Frühtherapie nicht allein an Hand sprachlicher Symptome, sondern an Hand von Fähigkeiten in vier Bereichen (vgl. Kannengieser 2012: 399 f.): 1. praktisch-gnostische Kompetenzen (Wie gebraucht ein Kind Gegenstände, wie z.B. Knetmasse, eine Flasche mit Deckel, eine Schere etc.), 2. symbolische Kompetenzen (Wie ist die bildliche Vorstellung entwickelt?), 3. sozial-kommunikative Kompetenzen (Umgang mit dem eigenen Spiegelbild, der Mutter, Selbstbezeichnung etc.), 4. sprachliche Kompetenzen (Wie ist das Sprachverständnis, die Sprachproduktion etc. entwickelt?). Zollinger (1986) hat ihren Ansatz auch evaluiert. Sie untersuchte 20 Kinder im Alter zwischen 22 und 36 Monaten mit 10–20 Wörtern produktiv. Auf dem Hintergrund der Ergebnisse wurden im Anschluss gruppentherapeutische Formate mit folgenden allgemeinen Zielen entwickelt: 1. Entdecken des Zusammenhangs zwischen Handlungen und Gegenständen und ihren Resultaten, z.B. das Hämmern auf weicher Unterlage führt zu Abdrücken, 2. Entdecken von Veränderungen in der Realität durch Handlungen ohne Gegenstände, z.B. fiktives Handlungsspiel (ohne Löffel so tun als würde man füttern), 3. Entdecken der Wirkung von Handlungswörtern, z.B. führen Verben zur Handlungsausführung, 4. Entdecken der Veränderung von Gegenständen durch Wörter, z.B. werfen, treten, 5. Erleben gemeinsamer Handlungen, z.B. zusammen etwas bauen, 6. Erleben der Wirkung ganzer Äußerungen, z.B. Erzählen einer Geschichte führt zum Nachspielen sowie 7. Erleben der Veränderung der Realität durch komplexe, verbale Kommunikation, z.B. erklären von Spielregeln führt zur Durchführung. Als empfohlene Dauer gibt Zollinger (1986, 1995) mindestens drei Monate an, die als Intervalltherapie mit einer Frequenz zweimal pro Woche gestaltet werden sollte.

Ein weiterer Ansatz zur frühen Semantiktherapie ist das Konzept von Schlesiger (2007). Zielgruppe sind darin *Late Talker*-Kinder im Alter von 2;0 bis 2;5 Jahren, die in ihrer lexikalischen Entwicklung durch Wortlernen unterstützt werden sollen (vgl. Kannengieser 2012: 402). Als Grundausstattung werden Wortschatzkisten benötigt, die thematisch geordnet sind, wie z.B. nach Lebensmitteln, Besteck, Geschirr etc. Spezifische sprachliche Ziele bestehen im Aufbau erster Wörter, in semantisch-orientierten Zweiwortäußerungen, die in sogenannten *Therapiemodulen* zur Anwendung kommen (vgl. ebd.). In allen Modulen steht die Förderung des Sprachverstehens, der Sprachproduktion und des Sprachgebrauchs im Mittelpunkt, wobei die therapeutischen Inhalte in folgenden Phasen erarbeitet werden: Phase 1: Funktionsspiel, autosymbolisches Spiel, Phase 2: dezentriertes Symbolspiel und Phase 3: sequentielles Symbolspiel. Das Konzept von Schlesiger (2007) ist in Form einer randomisierten, kontrollierten Studie evaluiert.

Für ältere Kinder ist unter anderem das dialogorientierte Vorgehen von Füssenich (2000) geeignet. Das grundlegende Verständnis dieses Konzepts liegt in der interaktionistischen Spracherwerbstheorie begründet (vgl. Kannengieser 2012: 255). Danach kann Sprache nur handelnd in Interaktionen erworben werden. Sprachtherapie soll deshalb Kommunikationsprozesse in den Mittelpunkt stellen, wobei das Therapieverständnis in einem „inszenierten Spracherwerb" besteht. In der Therapie sollen strukturierte Lernanstöße gegeben werden. Die Kinder sollen im alltäglichen Dialog die lexikalische Semantik von Sprache erfragen, Sprache aktiv aufnehmen sowie Selbst- und Fremdkorrekturen vollziehen können. Der/ die TherapeutIn ist gehalten, die Therapiesituation wahrnehmbar zu gestalten. Folgende allgemeine Therapieziele stehen in diesem Konzept im Fokus (vgl. ebd. f.): 1. Erweiterung des Wortschatzes, 2. Vermittlung von Problemlöseverhalten, z.B. nach unbekannten Wörtern fragen, ein Merkbuch anlegen, 3. Entwicklung eines (Selbst) Korrekturverhaltens, wenn das Kind Unterschiede zwischen seiner und der Sprache anderer wahrnimmt sowie 4. Entdeckung und Entwicklung sprachlichen Handelns, das heißt die Notwendigkeit und Möglichkeit, etwas auf verbalem Weg zu bewirken. Schritte zur Umsetzung sind die Auswahl semantischer Felder mit ausgewähltem Repertoire an Wörtern und die modellartige

Präsentation der Zielwörter mit klarer Referenz durch den/ die TherapeutIn, die dabei gegenstandsbezogen, handlungsbezogen, themen- und wirklichkeitsbezogen sind. Es sollen folglich Situationen hergestellt werden, die sprachliches Handeln erfordern.

Ein Ansatz, der ebenfalls eine semantisch-konzeptuell ausgerichtete Wortschatztherapie im Blick hat, ist die Themen- und Wörtersammlung von Brügge & Mohs (2007). Die zentrale Annahme dieses Ansatzes ist, dass Wörter Begriffe wiedergeben (vgl. Kannengieser 2012: 256). Geistige Vorstellungen und Assoziationen bilden quasi als „kleine Mini-Theorien" das Bezeichnete ab (vgl. ebd.). Vor diesem Hintergrund werden zwei Therapiebereiche formuliert, in denen gearbeitet wird (vgl. ebd.): (1) Erarbeitung von begrifflichen Systemen, wie z.b. Farben, Formen, Größen und Mengen sowie (2) Erweiterung des Wortschatzes im Rahmen von „Wissensbeständen" zu Themen, wie z.b. Zirkus, Wohnen/ Umzug, Wald, Spielplatz, Post, Körper etc.

Ein Ansatz, der für den Wortschatzaufbau und Wortschatzausbau älterer Kinder sprachtherapeutisch relevant ist, ist die Elaborations-, Abruf- und Strategietherapie von Glück (2003). Auf der Grundlage des Netzwerkmodells (z.B. von Dell et al., 1999) werden darin folgende spezifische Therapieziele formuliert:

(1) Vermehrung der Einträge im mentalen Lexikon zur Erweiterung des Wortschatzes (Woran erinnert Dich das Wort? Was ist auch noch so etwas?)

(2) Ausdifferenzierung des semantischen Wissens zu den jeweiligen Einträgen (Was macht man damit? Wie sieht es aus?)

(3) Vernetzung der Einträge untereinander (über Sortieraufgaben werden semantische Assoziationen hergestellt)

(4) Sicherung/ Ausbildung qualitativ hochwertiger phonologischer Repräsentationen (Abruf lautgleicher Wörter; Wörter, die sich reimen im Assoziationstraining; Anfangslaute bestimmen)

(5) Förderung des automatisierten Abrufs durch eine hoch differenzierte Speicherung (Kim-Spiele zur Schnellbenennung, Blitz-Domino zum Erkennen von Anfangs- und Endlauten)

In der Umsetzung geht es dabei nicht um isolierte thematische Einzelplanungen der Therapieeinheiten, sondern es ist stets ein Bezug zwischen den semantischen Feldern und Handlungen herzustellen, da dies der Aktivierung in einem Netzwerk entspricht. Was im Zuge der Speicherung an semantischem und phonologischem Wissen erarbeitet wird, kann in der Therapie dann als Abrufhilfe dienen (vgl. Kannengieser 2012: 260).

Eine besondere Form der Elaborations-, Abruf- und Strategietherapie sind die Therapiekonzepte *Wortschatzsammler* als Beispiel für eine Strategietherapie und *Wortschatzfinder* als Beispiel für eine Elaborations- und

Abruftherapie (vgl. Motsch, 2012). Beide Therapiekonzepte entstanden vor dem Hintergrund, dass ca. ¼ aller SSES/ SLI-Kinder (vgl. Kapitel 1) Defizite im semantisch-lexikalischen Bereich zeigt (vgl. Dockrell et al., 2001) und dass die Effektivität der eingesetzten Therapiemethoden insgesamt als unzureichend zu bezeichnen ist. Zudem ist heute bekannt, dass eine kombinierte semantisch-phonologische Elaborationstherapie insgesamt zwar die besten unmittelbaren Therapieeffekte für geübtes Wortmaterial zeigt, dass Generalisierungseffekte auf ungeübte Wörter jedoch nur in Ausnahmefällen erzielt werden können (vgl. Glück 1993). Auch die therapeutische Hoffnung den Selbstlernmechanismus der Kinder durch die auf einen kleinen exemplarischen Wortschatz beschränkte Elaboration im Sinne einer Anstoßfunktion zu „deblockieren", bleibt ebenso unerfüllt (vgl. Motsch, 2013). Daher werden aktuell vor allem Konzepte für die Förderung und Therapie semantisch-lexikalischer Störungen favorisiert, in denen die Vermittlung von Strategien im Mittelpunkt steht, mit denen die Kinder eigenständig ihr lexikalisches Wissen erweitern, differenzieren und abrufen können. Von solchen Interventionen wird erwartet, dass sie Kinder dazu befähigen, ihr mentales Lexikon über den in der Therapie vermittelten exemplarischen Wortschatz hinaus zu erweitern. Während diese Art von Strategie- und Selbstmanagement-Therapie bereits für Kinder ab dem Schulalter eingesetzt wird (vgl. German, 1992), wurde in der Literatur lange die Meinung vertreten, dass Vorschulkinder aufgrund begrenzter metalinguistischer Fähigkeiten noch nicht zur eigenständigen Anwendung von Speicher- und Abrufstrategien in der Lage seien (vgl. Glück, 1998). Gegenteilige Evidenzen liefern jedoch Pilotstudien sowie ein RCT (vgl. Motsch et al., 2016). Das Ziel des Therapiekonzeptes *Wortschatzsammler* besteht nun darin, die Reaktionen des Kindes in Situationen spezifisch zu verändern, in denen ihm semantisch-lexikalisches Wissen fehlt, z.B. eine Wortbedeutung nicht vorhanden ist, eine Wortform unbekannt ist oder der Abruf aus dem Lexikon nicht gelingt (vgl. Ulrich & Schneggenburger 2012: 63; s. auch Kapitel 1). An diesem Punkt setzt dann die „Hilfe zur Selbsthilfe" (vgl. ebd.) als Strategie ein. Das eigenaktive Lernen wird angestoßen, da bei SSES/ SLI-Kinder mit semantisch-lexikalischen Störungen im Spracherwerb häufig der Vokabelspurt ausgeblieben ist und das eigenaktive Lernen als Mechanismus und Motor des Wortschatzerwerbs bisher nicht genutzt wurde. Das Nicht-Wissen bzw. das Nicht-Kennen von Wörtern wird anders als in anderen Ansätzen bewusst gemacht, jedoch positiv besetzt: Nicht-Wissen wird zum Erfolg, denn das Entdecken unbekannter Wörter wird ausdrücklich zum erklärten Ziel dieses therapeutischen Ansatzes (vgl. Ulrich & Schneggenburger 2012: 64). Der *Wortschatzsammler* (vgl. Motsch, 2012) geht in seiner Umsetzung dabei vom Lernen am Modell aus, wobei Fragestrategien zur Erweiterung des semantisch-lexikalischen Wissens eingesetzt werden. Voraussetzung für die Anwendung dieses Therapiekonzeptes ist dann auch, dass das Kind W-Fragen stellen können muss. Über das Stellen von W-Fragen werden eigene lexikalische Lücken gefüllt (Selbstmanagement). Die Kinder werden damit zum eigenaktiven Lernen angeregt. Darüber hinaus scheint das Konzept besonders für Kinder geeignet, die nicht schüchtern und zurückhaltend sind auf Grund des produktiven Modus'. Als Rahmenhandlung im *Wortschatzsammler* dient eine Schatzsuche, auf die sie zusammen mit einer Handpuppe, dem Piraten Tom gehen. Ziel der Schatzsuche ist es, möglichst viele unbekannte Wörter (Schätze) zu finden. Mögliche Schätze können in diesem Kontext „Gegenstände, Tätigkeiten oder Eigenschaften sein, deren Bedeutung das Kind nicht kennt (fehlendes semantisches Wortwissen), oder auch Gegenstände, Tätigkeiten oder Eigenschaften, zu denen die entsprechende Wortform nicht bekannt oder aktuell nicht abrufbar ist (fehlendes bzw. nicht zugängliches phonologisches Wortwissen)" (Ulrich & Schneggenburger 2012: 64). Über die Handpuppe werden vom Therapeuten/ der Therapeutin die verschiedenen Strategien immer wieder angeboten, wie z.b. Selbstevaluationsstrategien (aktives Suchen nach unbekannten Wörtern), Fragestrategien (Frage nach der Bedeutung = semantische Elaboration; Frage nach der Wortform = phonologische Bedeutung), Speicherstrategien für schwierige Wörter, Abrufstrategien und Kategorisierungsstrategien (vgl. ebd. f.). Stundenthemen können Handlungen oder Aktivitäten aus dem Alltag des Kindes sein, wie z.b. das Auspressen von Obstsaft. Jede Therapiestunde bzw. Therapieeinheit wird dazu in vier Phasen gegliedert (vgl. Ulrich & Schneggenburger, 2012):

Phase 1 (ca. 5 Minuten): Entdecken der Schatztruhe, die zuvor versteckt wurde und gemeinsames Überlegen (Kind und Tom), welche Gegenstände oder Tätigkeiten (die Schätze) unbekannt sind.

Phase 2 (ca. 15–20 Minuten): Erkunden und Ausprobieren der gesammelten Schätze in alltagsrelevanten Handlungen (semantische und phonologische Elaboration unter Einsatz der oben genannten Strategien)

Phase 3 (ca. 5 Minuten): Eine ‚Kontrollinstanz', der Zauberer (ebenfalls eine Handpuppe) verzaubert die gefundenen Schätze in Bilder, wenn das Kind und Tom ihm die Bedeutung oder Funktion der gefundenen Schätze erklären können oder ihm sagen können, wie sie heißen etc.

Phase 4 (ca. 5 Minuten): Kategorisieren (Welche Bilder gehören beispielsweise zusammen? = semantisches Kategorisieren mit Hilfe von Tom und dem Therapeuten/ der Therapeutin) sowie Einkleben der Schatzbilder in das Schatzheft, wobei Letzteres zu Beginn der nächsten Therapiestunde stattfindet.

Ein Therapiekonzept, das gegenüber dem *Wortschatzsammler* (vgl. Motsch, 2012; vgl. Motsch et al., 2016) eine reine Elaborations- und Abruftherapie darstellt, ist der *Wortschatzfinder*. Dieses Konzept ist auf die Vermittlung eines exemplarischen Wortschatzes mit der Methode der semantisch-phonologischen

Elaboration und dem Ziel der verbesserten Abspeicherung von Wörtern aus-gerichtet. Eine Therapiestunde bzw. Therapieeinheit gliedert sich dabei in vier Phasen (vgl. Motsch & Ulrich, 2012):

Phase 1 (ca. 5 Minuten): gemeinsames Ausräumen der Schatzkiste (Kind und TherapeutIn) unter Benennen der gefundenen Gegenstände und Tätig-keiten sowie gemeinsames Überlegen passender Handlungen dazu, wobei der Therapeut/ die Therapeutin fokussiert sprachlich begleitet

Phase 2 (ca. 15 Minuten): Gegenstände etc. werden in Spielhandlungen eingebunden unter hochfrequentem bzw. prägnantem Gebrauch der Wort-formen sowie unter Silbenklatschen und Einsatz von gedehntem Sprechen mit Hilfe von zwei Handpuppen (Erfahrungen machen; semantische und phono-logische Elaboration)

Phase 3 (ca. 5–10 Minuten): Hier finden Abrufspiele statt, wie z.B. ein mehrmaliges Benennen der Wörter durch wechselnde Aktivitäten (Ratespiele, Pantomime etc.), wobei sich die blitzschnelle Wortbenennung besonders effek-tiv auswirkt (vgl. auch Kapitel 1).

Phase 4 (ca. 5 Minuten): Schlussritual, Themenfoto und Einkleben in ein Schatzalbum

Ein weiteres sprachtherapeutisches/ logopädisches Konzept zur Behand-lung semantisch-lexikalischer Störungen, welches ein breites Altersspektrum abdeckt, stellt die *Patholinguistische Therapie* von Kauschke & Siegmüller (2006) dar. In diesem Konzept werden fünf verschiedene Therapiebereiche differenziert, die eine semantisch-lexikalische Zielsetzung verfolgen (vgl. Kan-nengieser 2012: 260 ff.). Im ersten Therapiebereich wird die Begriffsbildung fokussiert, wobei die Konzeptbildung durch Erfahrung erfolgt. Zielgruppe für diesen Therapiebereich sind Late-Talker-Kinder (vgl. Kapitel 1), das heißt Kinder mit einem Wortschatz < 50 Wörter sowie Kinder mit Sprachverständ-nisstörungen. In der Umsetzung dieses Therapiebereiches werden Objekte und Handlungen zur Erfahrung, wodurch Wahrnehmen und Erleben in Ver-bindung mit Sprache gebracht werden, z.B. durch Benennen. Danach folgt eine Unterstützung des begrifflichen Denkens, z.B. durch Sortieraufgaben (alle Bauklötze einer Farbe, einer Größe etc. sollen in eine Kiste einsortiert wer-den). Der zweite Therapiebereich fokussiert die Lexikonerweiterung durch Auslösen des sogenannten *Fast-Mappings* (schnelles Abbilden neuer Wortfor-men auf bekannte Inhalte; s. auch Kapitel 1), wobei Kinder mit quantitativem Wortschatzdefizit hier die Zielgruppe darstellen. Im dritten Therapiebereich geht es um die Erarbeitung von Taxonomien, z.B. durch Heraussuchen aller Bilder oder Realien, die süß vs. sauer oder heiß vs. kalt sind (Antonymie). Der vierte Therapiebereich ist auf die verbesserte Verarbeitung der Wortformen gerichtet, wobei vor allem Kinder mit einer Abrufproblematik hier die Ziel-gruppe darstellen. Abschließend fokussiert der fünfte Therapiebereich den Aufbau des Verblexikons, z.B. durch Variieren von Verben und Argumenten.

.

3 Methoden zur Förderung und Therapie des semantisch-lexikalischen Systems

3.1 Überblick – „State of the Art"

In der Sprachtherapie bzw. Logopädie existiert eine Vielzahl von Methoden zur Behandlung von Störungen und Risiken auf den unterschiedlichen Spracherwerbsebenen. So gibt es direkte Methoden, die der Bewusstmachung des Therapiegegenstandes und der expliziten Vermittlung der Therapieinhalte dienen, z.b. durch Erfragen der Bedeutung. Dieses Vorgehen steht dabei nicht in Widerspruch zum natürlichen Spracherwerb, denn das Kind erhält über die sogenannten *Strategieansätze* quasi das Handwerkszeug für den eigenen Spracherwerb. Neben den direkten Methoden existieren auch indirekte Methoden, die vor allem in der frühen Förderung und Therapie zum Einsatz kommen. Der Therapiegegenstand wird dabei noch nicht sprachlich-strukturiert bewusst gemacht. Vielmehr erfolgt die Erarbeitung des Therapiegegenstandes implizit im Rahmen von Handlungen oder Rollenspielen etc. Beide methodische Zugänge schließen sich im Rahmen von Interventionen nicht aus.

Eine Methode, die der expliziten bzw. sprachlich-strukturierten Vermittlung von Therapieinhalten dient und als „State of the Art" in der Therapie semantisch-lexikalischer Störungen gilt, ist die semantisch-phonologische Elaboration. Das allgemeine Therapieziel beim Einsatz dieser Methode besteht in der Verbesserung der Aufnahme von Wörtern (Elaboration), des Abrufs, des bewussten Umgangs mit Wörtern sowie mit eigenen Wortgedächtnisleistungen (Strategie). Spezifische Ziele bestehen v.a. in der Vermehrung der Einträge im mentalen Lexikon zur Erweiterung des Wortschatzes, Ausdifferenzierung des semantischen Wissens zu den jeweiligen Einträgen, Vernetzung der Einträge untereinander, Ausbildung qualitativ hochwertiger phonologischer Repräsentationen sowie in der Förderung des automatisierten Abrufs durch eine hoch differenzierte Speicherung (vgl. Mayer, 2008; vgl. Glück, 2009; vgl. Ulrich & Schneggenburger, 2012). Innerhalb der Sprachtherapie bzw. Logopädie gilt der Einsatz dieser Methode zur Behandlung von semantisch-lexikalischen Störungen im Kontext einer SSES/ SLI als effektiv und ist hinsichtlich ihrer Wirksamkeit gut belegt. Die Ergebnisse zur Überprüfung von Evidenzen zeigen, dass ein Großteil der Kinder mit SSES und semantisch-lexikalischen Störungen von dieser Methode profitiert. Dabei richtete sich in der Vergangenheit die Aufmerksamkeit des Therapeuten/ der Therapeutin auf die Vermittlung eines exemplarischen Wortschatzes. Beispiele für den Einsatz der Methode der semantisch-phonologischen Elaboration sind die Konzepte

Wortschatzsammler (vgl. Motsch, 2012) und *Wortschatzfinder* (vgl. Motsch, 2012; s. auch Punkt 2.3.2). Insbesondere bei Letzterem findet ein exemplarischer Wortschatz Eingang in die Therapie, während beim *Wortschatzsammler* die kindlichen Strategien zur Erarbeitung eines neuen, unbekannten Wortschatzes im Mittelpunkt sprachtherapeutischer Bemühungen stehen. Auch konnte eine Überlegenheit des Strategieansatzes gegenüber der klassischen Elaborationstherapie, insbesondere im Hinblick auf Langzeit- und Transfereffekte auf ungeübtes Wortmaterial nachgewiesen werden (vgl. Motsch & Ulrich, 2012).

Würde man nun diese Methode aus der Sprachtherapie/ Logopädie auf eine allgemeine Maßnahme zur Sprachförderung übertragen, könnte eine sprachspezifische Fördermaßnahme entstehen. Sprachspezifische Strukturen, an denen auf der semantisch-lexikalischen Erwerbsebene bei 3- bis 6-jährigen sowie 7–10-jährigen ein- und zweisprachigen Vorschul- und Grundschulkindern effektiv gearbeitet werden kann, wurden in früheren Forschungsarbeiten bereits untersucht und diskutiert (vgl. Wahn 2013, 2014). Zu diesen Strukturen gehören vor allem Polyseme (mehrdeutige Wörter), Antonyme in unterschiedlichen Wortklassen (semantisch gegenteilige Wörter) und Assoziationen (semantisch locker gebundene bzw. miteinander vernetzte Wörter). Weiterhin konnte gezeigt werden, dass die Anwendung dieser Methode unabhängig vom Spracherwerbstyp ist, jedoch abhängig von der sprachlichen Struktur im Hinblick auf die Herkunfts- und Zielsprache (vgl. ebd.). Da sich Spracherwerbsstörungen immer in zwei oder mehr Sprachen auswirken (vgl. Fabbro, 1999), gilt für Zweisprachigkeit folglich genauso wie für Einsprachigkeit, dass sich die semantisch-lexikalische Intervention hinsichtlich der Methode der semantisch-phonologischen Elaboration nicht grundlegend von der für einsprachige Kinder unterscheiden sollte (vgl. Stalder, 1996). Entscheidend für den Lernerfolg ist dabei vor allem, dass Handlungsfähigkeit hergestellt wird und zwar in allen Sprachen. Darüber hinaus wäre zu prüfen, ob sich diese Methode aus der Einzelsituation in der Sprachtherapie herauslösen und auf eine Gruppensituation übertragen ließe (vgl. auch Motsch & Marks, 2015) wie in der Sprachförderung bzw. sprachspezifischen Förderung üblich (s. auch Kapitel 4). Motsch hat mit seinem *Wortschatzsammler* bereits gezeigt, dass das Konzept für Kleingruppen (N = 2) und Einzeltherapien gleichermaßen geeignet ist (vgl. auch Motsch & Marks, 2015).

Für eine effektive Gestaltung einer Gruppensituation unter Berücksichtigung sprachspezifischer Strukturen (s.o.) könnten nun folgende (didaktische) Stufen zur Erarbeitung der Inhalte formuliert werden: (1) Verdeutlichung der sprachspezifischen Struktur für jedes einzelne Mitglied der Gruppe sowie (2) Bildung von 2er-Teams (möglichst ein stärkeres und ein schwächeres Kind), wobei sich die Kinder in der jeweiligen Gruppe unterstützen (s. auch Kapitel 4).

3.2 Methoden für die frühe Semantikförderung und Semantiktherapie

Methoden, die für die frühe Semantikförderung und Semantiktherapie geeignet sind, orientieren sich vor allem an einer impliziten Vermittlung des Therapiegegenstandes. Funktions- und Rollenspiele bieten sich als geeignetes Gefäß hierfür an (vgl. Kannengieser 2012: 240). So können Funktionsspiele mit manipulierbaren Gegenständen, wie z.b. mit Fahrzeugen unter Verbalisierung, z.b. „auf", „zu", „ab" etc. zur Anwendung kommen (Aufladen oder Abladen auf einen LKW). Auch Wiederholungsspiele, wie z.b. Verstecken, Anrufen, Fangen sind geeignet (vgl. ebd.). Bedeutend dabei ist, dass diese Formate sprachlich gezielt [!] begleitet werden, z.b. „Wieder da!", „Fang mich!". Darüber hinaus kann aber auch wirksames Sprechen im Spiel mit Figuren verdeutlicht werden (vgl. ebd.). In jedem Fall sollten sowohl in der frühen Semantikförderung als auch in der frühen Semantiktherapie beobachtete Absichten und Aktivitäten des Kindes verbalisiert werden, z.b. unter Benennen von Objekten, die im Fokus des Kindes liegen (Bedeutung der Triangulierung). Da Kategorien, wie z.b. Antonymie zu den frühen Ordnungsprinzipien des (mentalen) Lexikons zählen (s. auch Punkt 1.2.4), sind Sortierspiele zur Anregung der Begriffsbildung ebenfalls recht wirksam (vgl. Kauschke & Siegmüller, 2006).

Über die implizite Vermittlung sprachlicher Therapiegegenstände hinaus lassen sich noch einige methodische Richtlinien ausmachen, wie z.b. im Konzept zur Frühtherapie von Schlesiger (2007). Diese lassen sich wie folgt skizzieren (vgl. Kannengieser 2012: 402 f.):

- Folge der kindlichen Blickrichtung und verbalisiere dann, anstatt das Kind auf etwas hinzuweisen.
- Achte auf eine möglichst gleichmäßige Verteilung der Redeanteile. Gib dem Kind Gelegenheit Gesprächsschritte zu übernehmen, sei verbal oder non-verbal. Reagiere in der Hörer-Rolle angepasst und sinnvoll reduziert auf das vom Kind Eingebrachte.
- Ergreife punktuell Initiativen zu neuen Handlungen und gib kurzfristig Hinweise zur Lenkung der Aufmerksamkeit, aber lenke nicht den gesamten Spielverlauf.
- Vermeide pausenloses Einsprechen auf das Kind genauso wie die schweigsame Beobachtung.
- Vermeide einen häufigen und schnellen Themenwechsel, vertiefe eher das Thema.

3.3 Methoden für die Lexikonerweiterung, Organisation des Lexikons und Verbesserung der Wortverarbeitung

Da im Spracherwerb nicht nur die semantisch-lexikalische Entwicklung im Sinne des Aufbaus des Lexikons stattfindet, sondern auch des Ausbaus sollen die wichtigsten Methoden der Lexikonerweiterung als kurzer Überblick dargestellt werden (vgl. Kannengieser 2012: 241 ff.):

So ist eine Präsentation der Zielwörter, z.b. das Zeigen von Realgegenständen, deren Benennung und die Exploration durch handlungsbegleitendes Sprechen eine Möglichkeit. Darüber hinaus sollte ein Angebot von Speichermerkmalen, wie z.b. das Umschreiben, Paraphrasieren von Wörtern oder eine Angabe semantisch-konzeptueller Merkmale (Aussehen, Form etc.) erfolgen, aber auch phonologische Merkmale (Anlaut, Wortlänge, Silben etc.) sollten angeboten werden. Weitere Möglichkeiten bestehen im Angebot rezeptiver Übungen, wie z.b. Wortverständnisübungen im Handlungskontext oder Rollenspiel oder auch darauf aufbauend im Angebot expressiver Übungen, wie z.b. das Benennen von Realgegenständen, Abbildungen und das Benennen nach Beschreiben. Ergänzt werden sollte das bisher dargestellte Vorgehen durch die lexikalische Arbeit an einzelnen Wortklassen, z.b. unter Fokussierung des Auf- und Ausbaus des Nomen- und Verblexikons, unter Erarbeitung von Adjektiven, Präpositionen, Artikeln etc.

Neben Methoden, die auf den Auf- und Ausbau des Lexikons gerichtet sind, sollten auch Methoden zur Anwendung kommen, die der Verbesserung der Organisation des Lexikons dienen (vgl. Kannengieser 2012: 243 f.). Dabei geht es vor allem um das Erarbeiten von Ober- und Unterbegriffen (z.b. durch Sortierspiele mit Realgegenständen, durch Wörter-Suchen zu Oberbegriffen) sowie um das Erarbeiten weiterer semantischer Relationen (z.b. durch Sortierspiele zur Teil-Ganzes-Relation, durch Gegenteile-Suchen/ Erkennen und Bilden). Auch die Erarbeitung morphologischer Merkmale sollte spätestens mit dem Einsetzen des Schriftspracherwerbs erfolgen. Dabei steht vor allem die Erarbeitung von Wortfamilien im Fokus (z.b. durch die „Wortbaustelle – Morphemtraining" von Kleinemann, 2002).

Schließlich sollten auch die Wortverarbeitung und das Wortlernverhalten methodisch Gegenstand einer Intervention werden (vgl. Kannengieser 2012: 244 f.), wie z.b.:

- die Verbesserung der Aufnahme und Speicherung neuer Wörter (z.b. durch Zuordnen/ Erkennen einer mündlich oder graphematisch präsentierten Wortform zur Wortbedeutung bzw. zum Inhalt eines Bildes)
- die Verbesserung des Zugriffs auf bekannte und neu erworbene Wörter (z.b. durch Kim-Spiele oder Übungen zum Schnellbenennen)

- Wörter hinterfragen (z.b. Was bedeutet das Wort? i.s. einer Handlungs-
  zuordnung, Welches andere Wort fällt Dir dazu ein? [freies, syntagma-
  tisches und paradigmatisches Assoziieren] vgl. Wahn, 2013)
- Wörter sammeln (z.b. unbekannte Wörter „sammeln")
- Abrufstörungen und Wortschatzlücken thematisieren (z.b. durch Strategien in Form von Nachfragen bei unbekannten Wörtern, durch Erarbeiten sprachstruktureller Prinzipien, die auf unbekannte Wörter oder auch
  in eine andere Sprache übertragen werden können).

Generell gilt in jeder Intervention (sprachspezifische Förderung oder Sprachtherapie), dass möglichst nicht nur an einem exemplarischen Wortschatz
gearbeitet wird. Vielmehr geht es um den Transfer auf ungeübtes Material.
Dabei sollten möglichst unterschiedliche Methoden unter Fokussierung der
(Wort)Merkmale sowie des Abrufs in Einbettung in eine konkrete Handlung
bei gleichzeitiger Verwendung von Realgegenständen kombiniert werden.
Als Beispiel sei an dieser Stelle das dialogorientierte Vorgehen von Füssenich
(2000) angeführt (vgl. auch Kapitel 2), bei dem folgende methodische Umsetzung stattfindet (vgl. Kannengieser 2012: 255):

- „von weniger mehr" anbieten (eine gute qualitative Auswahl treffen) und
  einen optimierten sprachlichen Input im Handlungskontext platzieren
- sprachliche Zielstrukturen modellieren
- Kombinieren von Handlungs- und Rollenspielen (v.a. Gestaltung reali-
  tätsnaher Szenen, wie z.b. im Kaufmannsladen)
- Regelspiele mit Bildmaterial zum gewählten Thema
- Realbegegnungen (z.b. Besuch auf dem Wochenmarkt)

Dazu erfolgt zunächst eine Auswahl semantischer Felder mit einem ausgewählten Repertoire an Wörtern, anschließend eine modellartige Präsentation
der Zielwörter mit klarer Referenz – also gegenstandsbezogen, handlungsbezogen, themen- und wirklichkeitsbezogen. Es gilt dabei Situationen herzustellen, die unbedingt sprachliches Handeln erfordern.

4 Förderung und Therapie des semantisch-lexikalischen Systems bei zweisprachigen Kindern – Umsetzung in der Praxis

4.1 Förderung und Therapie: Zur bildungs- und gesundheitspolitischen Abgrenzungsproblematik

Beschäftigt man sich mit Förderung und Therapie sowie der Umsetzung beider Interventionsformen in der Praxis, wird unweigerlich die Frage der bildungs- und gesundheitspolitischen Abgrenzungsproblematik aufgeworfen. Zeichnet organisatorisch, strukturell und finanziell für die Förderung das deutsche Bildungssystem verantwortlich, ist es für die Therapie (hier: für die Sprachtherapie) das deutsche Gesundheitssystem. Nun hat sich im Kontext der Umsetzung der UN-Behindertenrechtskonvention (*Convention on the Rights of Persons with Disabilities*, United Nations 2006) auch Deutschland verpflichtet, allen Menschen unabhängig von Unterschieden hinsichtlich Geschlecht, Alter, Religion, Kultur und Sprache eine bestmögliche Entwicklung sowie eine vollumfängliche Teilhabe bzw. Partizipation in der Gesellschaft zu ermöglichen. Die UN-Behindertenrechtskonvention unterscheidet dabei nicht zwischen den Zuständigkeiten unterschiedlicher Systeme, jedoch nimmt in Deutschland vor allem das Bildungssystem die formulierte Aufgabe der UN an. Den Referenzrahmen für das deutsche Gesundheitssystem bilden dabei die ICD-10 (vgl. https://www.dimdi.de/dynamic/de/klassifikationen/icd/icd-10-who/) bzw. demnächst die ICD-11 (vgl. https://www.dimdi.de/dynamic/de/klassifikationen/icd/icd-11/) sowie die ICF (2005). Die ICF (*International Classification of Functioning, Disability and Health*) ist eine Klassifikation der Weltgesundheitsorganisation (WHO). Die ICF (2005) dient fach- und länderübergreifend als einheitliche und standardisierte Sprache zur Beschreibung des funktionalen Gesundheitszustandes (Gesundheit und Krankheit gleichermaßen), von Behinderung, sozialer Beeinträchtigung und der relevanten Umgebungsfaktoren eines Menschen. Mit diesem Klassifikationssystem können die bio-psycho-sozialen Aspekte von Krankheitsfolgen unter Berücksichtigung der Kontextfaktoren systematisch erfasst werden. Die Klassifikation wurde 2001 als Nachfolgerin der ICIDH 1 und ICIDH 2 von der WHO herausgegeben und enthält ein grundlegend verändertes Verständnis von Behinderung. Wurde von WHO mit der ICIDH 1 und ICIDH 2 (1980, 2000) in der Definition von *Behinderung* die Unterscheidung nach *Impairment* (Schädigung), *Disability* (Beeinträchtigung) und *Handicap* (Behinderung) getroffen, stellt die ICF (2005) eine Erweiterung des Behinderungsbegriffes dar. Die ICF (2005) ist eine mehrachsige monohierarchische Klassifikation mit alphanumerischen Kodes, die aus vier eigenständigen parallelen Klassifikationen, den vier sogenannten *Komponenten* besteht. Diese beinhalten die Körperfunktionen (Komponente b = bodyfunctions), die Körperstrukturen (Komponente s = bodystructures), Aktivitäten und Partizipation (Komponente d = daily activities) sowie Umweltfaktoren (Komponente e = environmental factors).

Die ICF ist Dank des zugrundeliegenden bio-psycho-sozialen Modells nicht primär defizitorientiert (s. auch ICIDH 1 und ICIDH 2), also weniger eine Klassifikation der *Folgen von Krankheit.* Vielmehr klassifiziert sie *Komponenten von Gesundheit* im Sinne der Beschreibung von Körperfunktionen, Körperstrukturen, Aktivitäten und Partizipation (Teilhabe) sowie Umweltfaktoren für den individuellen gesundheitlichen Zustand eines Menschen. Die ICF (2005) bildet folglich ein Spektrum von Gesundheit bis Krankheit ab. Sie ist damit ressourcenorientiert und nimmt bezüglich der Ätiologie einen neutralen Blickwinkel ein. Die ICF (2005) kann daher auf alle Menschen bezogen werden, nicht nur auf Menschen mit Behinderungen. Sie ist universell anwendbar.

Die ICF (2005) ist wie die ICD-10 (vgl. https://www.dimdi.de/dynamic/de/klassifikationen/icd/icd-10-who/) bzw. ICD-11 (vgl. https://www.dimdi.de/dynamic/de/klassifikationen/icd/icd-11/) ein Teil der WHO-Familie der Internationalen Klassifikationen (vgl. https://www.dimdi.de/dynamic/de/klassifikationen/icf/). Während die ICD jedoch Krankheiten klassifiziert (s. auch ICIDH 1 und ICIDH 2), klassifiziert die ICF (2005) die Folgen von Krankheiten hinsichtlich der Körperfunktionen, Aktivitäten und Teilhabe (vgl. ebd.). Die Blickwinkel von ICD-10/ ICD-11 (2019) und ICF (2005) ergänzen sich folglich (vgl. ebd.). Zusammen liefern beide Manuale bzw. Instrumente ein umfassendes Bild von der Gesundheit eines Menschen oder einer Population (vgl. ebd.). Damit schaffen beide Manuale eine Grundlage für Entscheidungen über individuelle Rehabilitationsmaßnahmen oder auch über gesundheitspolitische Maßnahmen (vgl. ebd.).

Rechtlich ist die ICF (2005) in Deutschland verankert über die sogenannte *Rehabilitations-Richtlinie* und über das *Bundesteilhabegesetz (BTHG)* (vgl. https://www.dimdi.de/dynamic/de/klassifikationen/icf/; vgl. https://www.dimdi.de/dynamic/de/klassifikationen/icf/anwendung/). Da der Behinderungsbegriff der ICF (2005) der Oberbegriff zu jeder Beeinträchtigung der Funktionsfähigkeit eines Menschen ist, ist er damit umfassender als der Behinderungsbegriff des SGB IX (vgl. ebd.). Um Missverständnisse zu vermeiden, wird empfohlen im Sozialbereich in Deutschland nur den Behinderungsbegriff des SGB IX zu verwenden (vgl. ebd.).

Hinsichtlich der Gestaltung von Interventionen (Förderung und Therapie) „werden von Fachkräften und Institutionen Kompetenzen erwartet, die je nach Aufgabe ein hohes Maß an pädagogischer, linguistischer, psychologischer, medizinischer sowie sprachheilpädagogischer und/ oder -therapeutischer Expertise verlangen" (Sallat et al. 2017: 8). Es bedarf also zahlreicher Schnittstellen zwischen der allgemeinen sprachlichen Bildung, die für alle Kinder in Kita und Schule erfolgt (vgl. auch Kapitel 2), sprachlicher bzw. sprachspezifischer Förderung und Sprachtherapie. Um die Schnittstellen genau beschreiben zu können, ist neben der Charakterisierung der jeweiligen Zuständigkeit (s.o.) auch die Frage nach den eingesetzten Fachkräften (Strukturfrage) und der jeweiligen Zielgruppe zu stellen.

Findet in Kita und Schule die alltagsintegrierte sprachliche Bildung für alle Kinder (Zielgruppe) im Sinne einer *primären Prävention* durch Fachkräfte wie ErzieherInnen und LehrerInnen statt, sind Sprachförderung und sprachspezifische Förderung an Fachkräfte wie ErzieherInnen und GrundschullehrerInnen mit erweiterter Qualifikation (z.B. als Sprachförderkraft), SprachheilpädagogInnen, SprachtherapeutInnen etc. gebunden. Sprachspezifisch im Sinne der *sekundären Prävention* kann in jeder Institution gefördert werden, wie z.B. in der Kita, Regelschule, in der Förderschule mit dem Förderschwerpunkt Sprache und in einer sprachtherapeutischen Praxis. Bei der sekundären Prävention „handelt es sich um additive Maßnahmen (zusätzlich zum regulären pädagogischen Angebot), bei denen sprachliche Bildungsangebote intensiviert und gezielt ausgewählte Kompetenzen aufgebaut werden [sollen], um die Teilhabemöglichkeiten nachhaltig zu sichern" (Sallat et al. 2017: 14) und möglichst bis zum Schuleintritt Chancengleichheit herzustellen. Im Kontext der Sprachförderung und sprachspezifischen Förderung sind als weitere Handlungsfelder vor allem die Beratung, (Förder)Diagnostik und der sprachheilpädagogische Unterricht zu nennen. Insbesondere der Prävention kommt im Hinblick auf die Zielgruppen eine große Bedeutung zu. Als Zielgruppen sind hier vor allem Kinder sogenannte *Risikokinder* zu nennen. Das sind Kinder, deren „sprachliche Leistungen [...] auf einer oder mehreren Sprachebenen deutlich hinter der Altersnorm [liegen, sogenannte *late talker*] und [die] dabei entwicklungsuntypische Verarbeitungsmuster [zeigen]" (Sallat et al., 2017: 18). Das Zurückbleiben im Spracherwerb kann ganz unterschiedliche Ursachen haben. Fehlender oder ungenügender sprachlicher Input im Sinne einer Deprivation, genetische, neurologische Faktoren, zentrale oder periphere Hörstörungen, mentale Entwicklungsbeeinträchtigungen etc., um einige Ursachen zu nennen, können zu einer *Sprachentwicklungsverzögerung (SEV)* führen, die durch Sprachförderung und sprachspezifische Förderung, aber auch durch eine Kurzzeitsprachtherapie behandelt werden kann. Darüber hinaus können aber auch *Sprachentwicklungsstörungen (SES)* bedingt durch nur eine der o.g. Ursachen entstehen oder falls keine Ursache in einer sogenannten *Ausschlussdiagnostik* ausgemacht werden kann zu einer spezifischen oder umschriebenen Sprachentwicklungsstörung (SSES/ USES) bzw. zu einem *Specific Language Impairment (SLI)* (s. auch Punkt 1.3). SES und SSES/ SLI können nur im Rahmen einer Sprachtherapie behandelt werden – bei den betroffenen Kindern besteht häufig für eine oder mehrere Spracherwerbsebenen Therapiebedarf (s.u.). Auch zweisprachige Kinder können auf Grund des Auf- und Ausbaus von zwei oder mehreren Sprachsystemen zeitlich umgrenzt im Vergleich zu ihren einsprachigen Altersgenossen zurückbleiben. Dabei ist jedoch zu beachten, „dass Sprachentwicklungsstörungen zwar genauso häufig auftreten wie bei einsprachigen Kindern [vgl. Ruberg & Rothweiler, 2012], diese aber schwerer zu diagnostizieren sind, da die Entwicklungsverläufe mehrsprachiger Kinder sich nicht direkt mit denen monolingualer vergleichen lassen und von verschiedenen Faktoren abhängen" (Sallat et al., 2017: 18).

Sprachtherapie als Form der tertiären Prävention wird durch die von Krankenkassen/ KK zugelassenen Fachkräften erbracht, wie z.b. durch LogopädInnen, SprachtherapeutInnen, klinische LinguistInnen, PatholinguistInnen und SprachheilpädagogInnen mit Zusatzqualifikation für den Bereich der Sprachtherapie (gegenüber den KK nachzuweisen über eine entsprechende Anzahl an Stunden in der theoretischen und praktischen Ausbildung unter Anleitung, Hospitation und Supervision). Sprachtherapie findet in der Regel in logopädischen/ sprachtherapeutischen Praxen, Kliniken, Rehaeinrichtungen etc. statt. Zielgruppe der genannten Interventionsform sind Kinder mit Therapiebedarf für das Heilmittel Sprachtherapie, der im Rahmen von Diagnostik und Differentialdiagnostik festegestellt wird und die aus der Gruppe der Risikokinder hervorgehen. Diese Kinder weisen eine behandlungsbedürftige SES oder SSES/ SLI auf (s.o.), für die eine Sprachförderung oder sprachspezifische Förderung allein nicht ausreicht. Im Kontext der Therapie sind als weitere Handlungsfelder vor allem die Beratung, Diagnostik, Differentialdiagnostik, der sprachtherapeutische Unterricht und die Evaluation zu nennen.

4.2 Hinführung

Zweisprachige Kinder haben häufig einen erhöhten Förder- und Therapiebedarf, obwohl sie trotz der höheren „kognitiven Last" im Spracherwerb v.a. hinsichtlich metasprachlichen Fähigkeiten monolingualen Kindern weit voraus sind (vgl. Wahn, 2013). Bis heute erfolgt die Förderung des Wortschatzes zweisprachiger Kinder in KiTa und Schule jedoch sehr unspezifisch. Und selbst wenn eine semantisch-lexikalische Therapie bei Therapiebedarf eines Kindes nötig ist, wird diese in der Regel im Format einer semantisch-phonologischen Elaboration durchgeführt (vgl. Glück, 2003). Zwar gilt für Zweisprachigkeit gilt ebenso wie für Monolingualität, dass sich die semantisch-lexikalische Therapie hinsichtlich der Methode der semantisch-phonologischen Elaboration nicht grundlegend von der für monolinguale Kinder unterscheidet (vgl. Penner, 1996; vgl. Stalder, 1996). Dennoch scheinen zweisprachige Kinder in der Förderung und Therapie zu profitieren, wenn sprachspezifisch bzw. sprachstrukturell gearbeitet und Sprache explizit zum (metasprachlichen) Gegenstand des Lernens gemacht wird. Dies ergab ein Vergleich von zweisprachigen und einsprachigen Kindern mit und ohne SSES/ SLI (vgl. Wahn, 2013). Werden Förderung und Therapie vor allem auf folgende kognitive und sprachliche Strukturen ausgerichtet, sollten zweisprachige Kinder von einer sprachspezifischen Förderung oder einer Sprachtherapie profitieren: auf die Fähigkeit zu assoziieren, auf die Fähigkeit den Kontext zur Erschließung neuer Information zu nutzen (erfasst durch polyseme = mehrdeutige Wörter) sowie auf die Fähigkeit antonyme Wörter zu bilden (Gegensätzlichkeit). Letzteres stellt ein frühes Prinzip in der Lexikonentwicklung dar (vgl. Wahn, 2013). Die Gesamtzahl der Förder- und Therapiestudien beläuft sich insgesamt auf 72 Studien. Im Rahmen dieser Förder- und Therapiestudien wurde dabei folgende zentrale Hypothese untersucht:

Die Anwendung der Methode der semantisch-phonologischen Elaboration im Rahmen einer allgemeinen Maßnahme zur Sprachförderung führt zu einer sprachspezifischen Fördermaßnahme, die gegenüber der semantisch-phonologischen Elaboration als singuläre Methode im Vorteil sein sollte. Aus diesen Überlegungen ergibt sich nun folgende konkrete wissenschaftliche Hypothese:

Kinder, die mit einer sprachspezifischen Fördermaßnahme, z.B. mit dem Fokus auf Polysemen, Antonymen und Assoziationen in einem definierten Zeitraum gefördert werden, zeigen höhere Lernzuwächse gegenüber Kindern, die mit der singulären Methode der semantisch-phonologischen Elaboration ohne sprachstrukturelle Fokussierung unter vergleichbaren Bedingungen gefördert werden.

Die Kinder aller Förder- und Therapiestudien (N = 72) wurden altersgestaffelt betrachtet. So gab es eine Altersgruppe der 3–6-Jährigen (N = 16) und der 7–10-Jährigen (N = 16) mit drei Experimentalgruppen und einer Kontrollgruppe (je Gruppe vier Kinder), die die sprachspezifische Förderung im Gruppenformat erhielten. Analog dazu wurde in einer Altersgruppe der 3–6-Jährigen (N = 20) und der 7–10-Jährigen (N = 20) ebenfalls mit drei Experimentalgruppen und einer Kontrollgruppe (je Gruppe fünf Kinder) eine sprachspezifische Förderung durchgeführt, jedoch im Einzelformat. Die Kinder, die jeweils in der Experimentalgruppe 1 waren, erhielten eine auf Polyseme fokussierte spezifische Sprachförderung (POF), die Kinder der Experimentalgruppe 2 eine auf Antonyme spezialisierte spezifische Sprachförderung (ANF) und die Kinder von Experimentalgruppe 3 eine auf Assoziationen fokussierte Sprachförderung (ASF). In allen drei Experimentalgruppen kam die Methode der semantisch-phonologischen Elaboration zum Einsatz. Die Kinder der Kontrollgruppe erhielten keine auf spezifische sprachstrukturelle Merkmale spezialisierte Förderung, sondern lediglich eine Förderung, in der die Methode der semantisch-phonologischen Elaboration zur Anwendung kam *(ELF)*. Die Kinder aller Subgruppen waren zweisprachig (bilingual) und wiesen eine umschriebene Sprachentwicklungsstörung *(USES)* bzw. ein Specific Language Impairment *(SLI)* auf (biSLI-Kinder). Da zusätzlich sprachliche Transfereffekte *(cross-linguistic transfer)* im Rahmen der Gesamtuntersuchung erfasst wurden (Teilstudie durchgeführt als Einzelformat) sowie eine Vergleichbarkeit zwischen Einzel- und Gruppenformaten sichergestellt werden sollte, lag der Fokus bei allen Teiluntersuchungen auf zweisprachigen Kindern. Das durchschnittliche Alter der biSLI-Kinder betrug in der Gruppe der 3–6-Jährigen 4;6 Jahre und in der Gruppe der 7–10-Jährigen 7;2 Jahre. Das durchschnittliche Alter der Kinder in den acht Subgruppen stellt sich wie folgt dar: POF = 4;8 Jahre/ 7;4 Jahre, ANF = 4;5 Jahre/ 7;5 Jahre, ASF = 4;7 Jahre/ 7;4 Jahre und ELF = 4;4 Jahre/ 6;5 Jahre. Alle acht Gruppen waren hinsichtlich des Alters also vergleichbar. Zusätzlich zu den 72 Förder- und Therapiestudien wurden vier Therapiestudien mit Kindern durchgeführt, die eine Sprachentwicklungsstörung *(SES)* im Kontext einer Hörschädigung oder einer kognitiven Entwicklungsbeeinträchtigung aufwiesen. Die Kinder, die an dieser Intervention teilnahmen, waren jedoch einsprachig (monolingual). Die Ergebnisse dieser vier Interventionsstudien werden daher auch nicht in das Gesamtergebnis einbezogen. Das Ziel dieser Interventionen bestand vielmehr in der grundlegenden Überprüfung der Eignung einer sprachstrukturell ausgerichteten Interventionsform für Kinder mit *SES*.

Um über das Alter hinaus eine Vergleichbarkeit der oben genannten Gruppen zu ermöglichen, erfolgte die Zuweisung der Kinder zu den Gruppen zufällig (Randomisierung). Zudem wurden lediglich die Kinder berücksichtigt, die die festgelegten Kriterien erfüllten. Diese beinhalteten die Altersspanne (3;0 bis 6;11 Jahre und 7;0 bis 10;11 Jahre), den Spracherwerbstyp der Zweisprachigkeit sowie die Sprachgenese, die durch eine Ausschlussdiagnose als umschriebene Sprachentwicklungsstörung bestimmt wurde. Danach werden bei einer umschriebenen Sprachentwicklungsstörung *(USES)* visuelle, sensorische, emotionale oder neurologische Ursachen ausgeschlossen. Als Ergebnis dieses Prozesses konnten Kinder mit *USES* bzw. *SLI* identifiziert werden. Eine Klassifizierung semantisch-lexikalischer Störungen durch eine spezifische Diagnostik fand im Vorfeld – soweit wie für die Zuordnung mit dem Ziel einer sprachspezifischen Förderung erforderlich – statt. Da es sich zudem nicht um Therapie als Intervention handelte, sondern um eine sprachspezifische Förderung, wurde auf eine genaue Identifizierung der unterschiedlichen semantisch-lexikalischen Symptome in beiden Sprachen verzichtet. Weiterhin wurde dem Spracherwerbstyp der Zweisprachigkeit dadurch entsprochen, dass zweisprachige Kinder der anteilsmäßig größten Sprachgruppen in Deutschland (Türkisch, Russisch, Arabisch) in die Untersuchung aufgenommen wurden. Alle Kinder erwarben ihre Zweitsprache (Deutsch) sukzessiv; die Erstsprache war demnach die Muttersprache. Leider lag zum Erhebungszeitpunkt der vorliegenden Untersuchung ein Testverfahren, das das Kontaktalter der Kinder mit Deutsch als Zweitsprache berücksichtigte und das Aussagen zum Zweitspracherwerb hinsichtlich einer zweisprachigen Vergleichsgruppe enthielt, wie z.b. LiSe-DaZ (vgl. Tracy und Schulz, 2011) nicht vor. In Zusammenarbeit mit der jeweiligen Kita bzw. Schule konnte jedoch Auskunft über die Sprachkontaktdauer und Sprachbiographie auf Basis der Schülerakten gegeben werden. Alle Kinder der einzelnen Gruppen wiesen eine Sprachkontaktdauer mit der Zweitsprache Deutsch von mindestens zwei Jahren (Kita) bzw. drei Jahren (Schule) auf, was für die Durchführung der Intervention, die in der Zweitsprache stattfand, von Bedeutung war. Zusätzlich wurden zur Abklärung einer *SLI* in der jeweiligen Muttersprache Diagnostikverfahren, wie z.b. ESGRAF-MK (vgl. Motsch, 2013, 2011 – damals in einer Arbeitsversion), SCREEMIK-2 (vgl. Wagner, 2008) hinzugezogen und eine Zuweisung zur Gruppe der Kinder mit biSLI so unterstützt. Dieses Vorgehen hat Konsequenzen für die Auswertung, da Gruppenunterschiede im Hinblick auf die jeweilige Erstsprache statistisch nicht genau ermittelt werden können. Hier hätte es einer umfangreichen Sprachentwicklungsdiagnostik in der jeweiligen Muttersprache mit entsprechender muttersprachlicher Kompetenz der UntersucherInnen bedurft. Im Idealfall wären die Kinder der einzelnen Gruppen hinsichtlich des sprachlichen Niveaus der Erstsprache vergleichbar gewesen. Auch wäre zusätzlich eine Untersuchung des Arbeitsgedächtnisses der Kinder in der jeweiligen Gruppe oder der Fähigkeit Pseudowörter nachzusprechen im Rahmen einer breiter angelegten Studie sinnvoll gewesen. Jedoch erfolgte dies im Hinblick auf den zeitlichen Umfang pro Förder- und Therapiestudie nicht.

Das Problem der Erkennung von bilingualen Kindern mit *SLI* auf der Basis einer verlässlichen Diagnostik wird in der Literatur erst seit kurzem thematisiert (vgl. u.a. Armon-Lotem et al., 2011). Empfohlen wird dabei ein Vorgehen, das die sprachlichen und nicht-sprachlichen Fähigkeiten des Kindes in beiden Sprachen mit Hilfe von Diagnostikinstrumenten testet. Dieses Vorgehen setzt jedoch umfangreiche muttersprachliche Kompetenzen von DiagnostikerInnen in der jeweils zu untersuchenden Erstsprache voraus.

Zur Untersuchung der unterschiedlichen Förderformate musste zunächst die Diagnose einer *SLI* bei den zweisprachigen 3–6-Jährigen und 7–10-Jährigen gestellt werden. Als Untersuchungsinstrumente hierfür dienten der WWT 6–10 (vgl. Glück, 2011) mit seinen rezeptiven und expressiven Subtests sowie die PDSS (vgl. Kauschke & Siegmüller, 2010) für die mit den Subtests WV (Wortverständnis) Nomen, Verben, Adjektive, Präpositionen und WP (Wortproduktion) Nomen entsprechend altersgestaffelter Normwerte. Die Verfahren wurden zur Absicherung der semantisch-lexikalischen Symptomatik im Kontext einer *SLI* eingesetzt. In die Förderformate wurden lediglich Kinder mit einem PR < 25 und einem T-Wert < 45 (biSLI-Kinder und Risikokinder) bzw. mit geringen Leistungsrohwerten in den eingesetzten

Diagnostikverfahren aufgenommen. Um die Diagnose zusätzlich abzusichern, wurden grundlegende produktive grammatische Fähigkeiten erfasst. Grammatische Störungen zählen zur Kernsymptomatik einer *SLI* und kommen obligatorisch vor. Als Untersuchungsinstrument wurde hierfür ESGRAF-R (vgl. Motsch, 2008) mit den Subtests Genus produktiv, SVK produktiv (sofern mit Blick auf das Entwicklungsalter relevant), Akkusativ produktiv und Dativ produktiv eingesetzt. Fehlende Kongruenz zählt zu den häufigsten Symptomen einer Grammatikerwerbsstörung (vgl. Kannengieser, 2012). Obwohl der Genuserwerb für zweisprachige Kinder nicht aussagekräftig ist, da der korrekte Erwerb rein über Lernen erfolgt, diente die Erfassung im Rahmen der Evaluation als Grundlage für die Entscheidung, ob ein zweisprachiges Kind den Akkusativ- und/ oder den Dativerwerb auf Grund fehlenden Wissens über das Genus noch nicht beherrscht. Ist dies der Fall, spricht das für eine sprachliche Problematik im Kontext der Zweisprachigkeit (mangelnde Spracherfahrung, z.B. durch fehlende Sprachkontakte) und nicht für eine *SLI*. Da eine *SLI* aktuell noch über eine Ausschlussdiagnostik ermittelt wird, wurde zudem ein sprachfreier Intelligenztest, der SON-R 2 ½-7 (vgl. Tellegen et al., 2007) mit den Subtests Mosaike und Kategorien durchgeführt. Beide Subtests stehen dabei stellvertretend für die zentralen Skalen im SON-R 2 ½-7 (vgl. Tellegen et al., 2007): abstraktes Denken sowie räumliches Denken. Um zusätzlich die Effekte (Trainings- bzw. Lerneffekte und reine Fördereffekte [analog zu sog. *Therapieeffekten*]) in den einzelnen sprachspezifischen Förderformaten zu erfassen, wurde für jedes Förderformat eine qualitative Wortliste entwickelt. Diese enthielt 36 bzw. 60 polyseme und antonyme Wörter (je nach Altersstaffelung) aus den Wortklassen Nomen, Verben und Adjektive. Zur Ermittlung des Trainingseffektes waren 18 bzw. 30 Wörter (je nach Altersstaffelung) Gegenstand der sprachspezifischen Förderformate. Zur Ermittlung des Fördereffektes wurden die verbleibenden 18 bzw. 30 Wörter (je nach Altersstaffelung) nicht in die sprachspezifische Förderung als Wortmaterial eingebracht. Alle Diagnostikverfahren inklusive der qualitativen Wortlisten kamen bis auf den SON-R 2 ½-7 (vgl. Tellegen et al., 2007) und die ESGRAF-R (vgl. Motsch, 2008) zum Testzeitpunkt 1 (vor der sprachspezifischen Förderung)/ T1 und zu einem Testzeitpunkt 2 (nach der sprachspezifischen Förderung)/ T2 zum Einsatz (prä-post-Test-Design). Der SON-R 2 ½-7 (vgl. Tellegen et al., 2007) und die ESGRAF-R (vgl. Motsch, 2008) wurden lediglich zu T1 zur Absicherung der Diagnose *SLI* angewendet.

Die Testung mit den genannten Diagnostikverfahren fand in Kindergärten sowie in Grundschulen und Förderschulen mit dem Förderschwerpunkt *Sprache* in Nordrhein-Westfalen statt. Die Kurzzeitintervention umfasste vier Wochen mit drei sprachspezifischen Fördereinheiten pro Woche in der Zweitsprache *Deutsch* im Umfang von je 20 bis max. 30 Minuten (3–6-Jährige) und 30 bis 45 Minuten (7–10-Jährige). Vor der Kurzzeitintervention fand eine Eingangsdiagnostik (T1-Diagnostik) mit den genannten Diagnostikverfahren statt, die ca. 1 Woche umfasste. Nach der Kurzzeitintervention fand analog eine Abschlussdiagnostik (T2-Diagnostik) statt. Eine weitere Nacherhebung (T3-Diagnostik), um mögliche Langzeiteffekte, z.b. nach 6 oder im Idealfall nach 12 Monaten zu erfassen, fand nicht statt. Begründung hierfür liefern die Altersgrenzen der eingesetzten Diagnostikverfahren, fehlende testdiagnostische Alternativen zum Zeitpunkt der Untersuchungen sowie die Umfänge der Gesamt- und Teiluntersuchungen (Projekt wurde im Rahmen der Kooperation von den Einrichtungen freiwillig unterstützt). Alle Untersuchungen und Interventionen wurden mit dem schriftlichen Einverständnis der Eltern durchgeführt. Die Kinder wurden nicht über die Ziele der jeweiligen Intervention informiert.

Sowohl die Ergebnisse für das jeweilige Einzelformat als auch für das jeweilige Gruppenformat erwiesen sich als positiv (s. auch Punkte 4.3 bis 4.6). Eine differenzierte Darstellung der Ergebnisse findet sich in Punkt 5.4. Besonders im Hinblick auf eine Gruppensituation, in der zahlreiche Variablen auf eine Gruppe einwirken, galt es, das Lernen und die Gestaltung der Lernumgebung zu kontrollieren. Das Lernen wurde dabei so gestaltet, dass die Kinder altersabhängig in einer Kleingruppe zunächst einzeln, dann in Teams und schließlich mit (metakognitiven) Selbstlernstrategien gefördert wurden.

Die Gesamtergebnisse lassen abschließend die Formulierung einer zentralen Fragestellung zu, der im Rahmen zukünftiger Forschung nachgegangen werden sollte (s. auch Punkt 6.5.2): Ist Zweisprachigkeit eine bisher weitgehend ungenutzte Ressource, die in der sprachspezifischen Förderung und Sprachtherapie gezielt genutzt werden könnte? Die folgenden Punkte sollen als Ideengeber für eine mögliche Gestaltung fungieren (s. Punkte 4.3 bis 4.6).

4.3 Einzelformate für die Kita (Beispiel)

Als Handlungsrahmen bzw. Skripte für 3 bis 6-jährige Kinder eignen sich insbesondere Märchen, die sowohl in den rezeptiv orientierten Einzelformaten als auch in den rezeptiv orientierten Gruppenformaten zur Anwendung kamen. Der zeitliche Ablauf der Förder- und Therapiestunden gestaltete sich wie folgt (vgl. Lothmann, 2012):

1. Begrüßungsritual und Märchenausschnitt (ca. 5 Minuten)
2. phonologische Elaboration (ca. 2 Minuten)
3. semantische Elaboration (ca. 3 Minuten)
4. Handlungsvorbereitung (ca. 2 Minuten)
5. Handlungsdurchführung (ca. 8 Minuten)
6. Festigung (ca. 3 Minuten)
7. Abschlussritual (ca. 2 Minuten)

In jede Förder- und Therapiesitzung wurden zwei Handpuppen einbezogen. Um die Identifikation des Kindes (Einzelformat) bzw. der Kinder (Gruppenformat) mit den Handpuppen zu steigern, wurde im Vorfeld bewusst nach Namen gesucht, die das Kind aus seiner Muttersprache bzw. L1 kennt und die hinsichtlich der phonologischen Merkmale nicht zu komplex waren. Dazu bieten sich vor allem zweisilbige Namen an. Beide Handpuppen begrüßten als Einstiegsritual zunächst das Kind bzw. die Kinder und fragten nach dem Tagesablauf. Dies sollte die Kontaktaufnahme und den Einstieg in die Förderung/ Therapie erleichtern. Das Kind bzw. die Kinder durfte/ durften dann entscheiden, welche der beiden Handpuppen den Märchenausschnitt vorlesen sollte. Dieser Märchenausschnitt enthielt die in der jeweiligen Sitzung zu erarbeitenden Wörter – pro Förder-/ Therapieformat z.B. antonyme oder polyseme Wörter, die in der Sitzung hochfrequent und kontrastiv präsentiert wurden. Dazu wurde der Märchenausschnitt langsam und deutlich vorgelesen. Die zu erarbeitenden Wörter wurden hervorgehoben und besonders stark betont. Im Folgenden wird beispielhaft eine Therapieeinheit vorgestellt.

Sterntaler (vgl. Lothmann, 2012)
Wortmaterial Sterntaler: Mutter, Schloss (Polyseme in hoch- und niederfrequenter Verwendung)
Therapieeinheit 1, Woche 1 (Auszug)

Märchentext (entsprechend der Interventionsform modifiziert)

Es war einmal ein kleines Mädchen. Das lebte mit seiner Mutter und seinem Vater in einem wunderschönen Schloss. Die Mutter und das Mädchen spielten oft im Schloss Verstecken. Die Mutter kannte die besten Verstecke im Schloss:
  Die Mutter versteckte sich im Kleiderschrank, unter dem Bett oder in der Badewanne. Einmal versteckte sich die Mutter im Schlosskeller. An der Tür zum Schlosskeller hing ein altes Schloss. Das Mädchen musste das Schloss mit einem Schlüssel öffnen. Als das Mädchen die Tür öffnete, blieb es an einer alten Schraube hängen. Die Mutter der Schraube fiel auf den Boden. Dann suchte das Mädchen die Mutter im Schlosskeller und fand die Mutter hinter einem Schrank.

Interventionsplanung

benötigtes Material:

- Ada (Fliege = langsame Sprechweise) und Batu (Hase = Stakkato) mit Zaubersäckchen
- Märchen
- Zaubersteine
- laminierte Bildkarte von allen 4 Items (Polyseme in hoch- und niederfrequenter Verwendung)

- Vorhängeschloss
- Schraubenmutter
- gebasteltes Schloss oder Legoschloss
- 2 Legofiguren (Mutter, Mädchen)
- Ausmalbildchen und Märchenbuch für Ausmalbildchen
- Kleber

1. Begrüßungsritual und Märchenausschnitt

- Reise in Märchenwelt
- kurzer Märchenausschnitt wird vorgelesen
- Kinder erhalten Zaubersteine (werden für die phonologische Elaboration gebraucht)

2. phonologische Elaboration

Die Handpuppe Batu hat in einem Märchenbeutel die Materialen für die Sitzung dabei. Ada weiß noch nicht, was alles in dem Beutel […] ist.

- Zunächst wird eine Bildkarte von einem (Königs-)*Schloss* ausgepackt. Ada kennt das Bild nicht.
- Ada und Batu machen ein kleines Spiel: Batu spricht das Wort „lustig" (erst in Schneckensprache und dann in Stakkato) und Ada muss das Wort erraten.
- Das Kind ist der Schiedsrichter. Wenn es glaubt, dass Ada das Wort richtig erraten hat, darf das Kind Ada einen Zauberstein geben.
- In gleicher Weise wird das Item *Mutter* (Elternteil) eingeführt.
- Danach werden nacheinander die Items (Vorhänge-)*Schloss* und (Schrauben)*Mutter* dem Itempartner zugeordnet.

3. semantische Elaboration

Ada und Batu erklären den Kindern etwas Inhaltliches zu dem Märchen:

- Batu: „Ich hab' da mal eine Frage: Wo wohnt das Mädchen nochmal?"
- Ada: „Das Mädchen wohnt in einem Schloss. Ein Schloss ist ein ganz großes Haus. Da wohnen meistens Könige und Prinzessinnen drin!"
- Batu: „Wie sieht ein Schloss denn aus?"
- Ada: „Ein Königsschloss ist aus Stein gebaut und hat meistens einen großen Garten.
- Damit keine Einbrecher in das Königsschloss kommen, ist das Tor zum Königsschloss mit einem großen Schloss verschlossen."
- Batu: „Wie sieht dieses Schloss denn aus?"

- Ada: „Dieses Schloss ist aus Metall. Mit einem Schlüssel kann man das Schloss öffnen."
- Batu: „Und mit wem spielt das Mädchen in dem Schloss immer Verstecken?"
- Ada: „Das Mädchen spielt immer mit seiner Mutter im Schloss Verstecken. Das Mädchen hat eine Mutter und einen Vater. Vielleicht bekommt es bald auch noch einen Bruder oder eine Schwester. Ich habe auch eine Mutter. Meine Mutter bringt mich morgens immer in den Kindergarten."
- Batu: „Aber das hier ist doch auch eine Mutter (zeigt auf Schraubenmutter!). Diese Mutter kann mich nicht in den Kindergarten bringen."
- Ada: „Nein, diese Mutter dreht man auf eine Schraube. Mit einer Mutter und einer Schraube kann man zum Beispiel Möbel zusammenbauen. Diese Mutter ist ziemlich klein und besteht aus Metall. Guck mal, so dreht man die Mutter auf die Schraube."

4. Handlungsvorbereitung

- Ein gebasteltes Schloss oder ein Lego-Schloss mit 2 Legofiguren (Mutter und Mädchen); das Vorhängeschloss und die Schraubenmutter werden verwendet.
- […] Dem Kind wird eine Bildkarte hingelegt und der abgebildete Inhalt vorgesprochen. Zu dieser Bildkarte werden die beiden Zielitems gelegt. Das Kind muss entscheiden, welches Item zu dem Satz passt und stellt den Satz mit den Gegenständen nach.

5. Handlungsdurchführung

semantisch eindeutige Sätze:

- „Die Mutter versteckt sich im Schloss."
- „Das Schloss hat einen großen Garten."
- „Ich drehe die Mutter auf die Schraube."
- „Das Mädchen öffnet das Schloss mit dem Schlüssel."
- „Die Mutter hat eine Tochter."
- „In dem Schloss wohnt das Mädchen mit seinen Eltern."
- „Das Schloss ist klein und aus Metall."
- „Mit der Mutter und der Schraube kann man Möbel zusammenbauen."

semantisch uneindeutige Sätze (Batu fragt nach genauerer Beschreibung):

- „Das Schloss ist schon sehr, sehr alt" (Batu: Beide Schlösser können alt sein. Ist das Schloss denn klein oder groß? Aus Stein oder aus Metall?)
- „Ada mag das Schloss."

- „Das Mädchen sucht die Mutter." (Batu: „Welche Mutter sucht das Mädchen?")
- „Die Mutter ist im Keller."

6. *Festigung*

Die Festigung dient der Automatisierung des Wortabrufs (s. auch Punkt 1.2.5).

Da die Handlung hauptsächlich am Tisch stattgefunden hat, wird das Spiel zur Automatisierung des Abrufs auf dem Boden gespielt. Die Zielitems werden in Kreisform auf den Boden gelegt. In der Mitte befindet sich eine Plastikflasche. Die Flasche wird gedreht und das Kind muss möglichst schnell das Bild benennen, auf das die Flasche zeigt. Danach darf es das Bild an sich nehmen.

7. *Abschlussritual*

- Das Kind klebt die Items vom Abrufspiel in sein Märchenbuch.

Sterntaler (vgl. Lothmann, 2012)
Wortmaterial Sterntaler: Krone (Polysem in hoch- und niederfrequenter Verwendung)
Therapieeinheit 2, Woche 1 (Auszug)

Erinnerst du dich noch an das kleine Mädchen, das immer mit seiner Mutter im Schloss Verstecken gespielt hat?

Geschichte als Einstieg/ Inputmaterial

Eines Tages erlebte das Mädchen ein großes Abenteuer: Das Mädchen setzte sich seine Krone auf den Kopf und zog seinen Mantel an. Dann verließ es das Schloss und lief in den Wald. Im Wald gab es viele Bäume. Das Mädchen wollte in den Himmel gucken, aber es sah nur die Krone von einem Baum. Die Krone hatte viele grüne Blätter. Außerdem saß in der Krone vom Baum ein Vogel. Auf einmal stand ein alter Mann vor dem Mädchen. Der alte Mann sagte: „Du hast aber eine schöne Krone! Schenkst du mir deine Krone?". Das Mädchen antwortete: „Nein, meine Krone kann ich dir nicht schenken. Aber meinen Mantel kannst du haben!" Das Mädchen schenkte dem alten Mann seinen Mantel und lief weiter. Dann traf das Mädchen eine arme Frau. Die arme Frau sagte: „Du hast aber eine schöne Krone! Schenkst du mir deine Krone?". Das Mädchen antwortete: „Nein, meine Krone kann ich dir nicht schenken. Aber mein Kleid kannst du haben!" Das Mädchen schenkte der alten Frau sein Kleid und lief weiter. Dann traf das Mädchen ein kleines Kind. Das Kind weinte, weil es traurig war. Da das Mädchen nur noch seine Krone bei sich hatte, schenkte es dem Kind seine Krone. Das Kind hörte sofort auf zu weinen und rief: „Danke für die wunderschöne Krone!"

Interventionsplanung

benötigtes Material:

- Ada (Fliege = langsame Sprechweise) und Batu (Hase = Stakkato) mit Zaubersäckchen
- Märchen
- Zaubersteine
- Königskrone
- laminierte Bildkarte von 4 Items (Königskrone, Baumkrone, Königsschloss, Vorhängeschloss)
- Ausmalbildchen und Märchenbuch für Ausmalbildchen

1. Einstieg

- Reise in die Märchenwelt
- kurzer Märchenausschnitt wird vorgelesen
- Kinder erhalten Zaubersteine (werden für die phonologische Elaboration gebraucht)

2. phonologische Elaboration

- Die Handpuppe Batu hat in einer Märchenkiste bzw. in einem Märchenbeutel die Materialen für die Therapiesitzung. Ada weiß auch noch nicht, was alles in dem Beutel drin ist.
- Zunächst wird eine gebastelte Königskrone ausgepackt. Ada kennt keine Krone.
- Ada und Batu machen ein kleines Spiel: Batu spricht das Wort „lustig" (erst in Schneckensprache und dann in Stakkato) aus und Ada muss das Wort erraten.
- Das Kind ist der Schiedsrichter; wenn es glaubt, dass Ada das Wort richtig erraten hat, darf das Kind Ada einen Zauberstein geben.
- Danach wird der Königskrone der Itempartner „Baumkrone" zugeordnet.

3. semantische Elaboration

Ada und Batu erklären den Kindern etwas Inhaltliches zu dem Märchen:

- Batu: „Ich hab da mal eine Frage: Was setzt sich das Mädchen auf den Kopf, bevor es in den Wald geht?"
- Ada: „Das Mädchen setzt sich eine Krone auf den Kopf. Das Mädchen ist ja eine Prinzessin und Prinzessinnen tragen oft Kronen. Auch Könige und Königinnen tragen Kronen."

- Batu: „Wie sieht eine Krone denn aus?"
- Ada: „Eine Krone ist aus Gold und sie ist mit Edelsteinen besetzt. Außerdem ist sie sehr wertvoll und teuer."
- Batu: „Aber warum sieht das Mädchen denn eine Krone, wenn sie im Wald in den Himmel guckt?"
- Ada: „Da sieht das Mädchen keine Königskrone, sondern eine Baumkrone. Baumkrone nennt man die Blätter und Zweige von einem Baum. Deshalb findet man Baumkronen im Wald. Königskronen findet man meistens im Schloss."
- Batu: „Wie sieht eine Baumkrone denn aus?"
- Ada: „Eine Baumkrone ist meistens grün. Sie besteht aus den Blättern und Zweigen des Baums." (Foto von Baumkrone zeigen)
- Batu: „Schenkt das Mädchen schon dem alten Mann seine Krone?"
- Ada: „Nein. Dem alten Mann schenkt das Mädchen seinen Mantel."
- Batu: „Und was schenkt das Mädchen der armen Frau?"
- Ada: „Sein Kleid."
- Batu: „Und was schenkt das Mädchen dem kleinen Kind?"
- Ada: „Dem kleinen Kind schenkt das Mädchen seine Königskrone!"

4. Handlungsvorbereitung

- In die eine Ecke des Raumes wird die gebastelte Königskrone gelegt. In der anderen Ecke befindet sich ein Reifen, in dem das Bild einer Baumkrone liegt.

5. Handlungsdurchführung

- Batu und Ada sagen verschiedene Sätze. Das Kind muss entscheiden, welche Krone gemeint ist und schnell in die jeweilige Ecke im Raum laufen. Die Sätze beziehen sich inhaltlich auf das Märchen.

semantisch eindeutige Sätze:

- „Das Mädchen setzt sich die Krone auf den Kopf."
- „Das Mädchen sieht die Krone von einem Baum."
- „Das Mädchen möchte seine Krone nicht verschenken."
- „Der Baum hat eine grüne Krone."
- „Das Mädchen verschenkt seine Krone."
- „Der Vogel sitzt in der „Der Vogel sitzt in der Krone."
- „Das Kind freut sich über die Krone."
- „Die Krone ist gold."
- „Der König sucht seine Krone."
- „Alle Kronen werden im Frühling grün."

semantisch uneindeutige Sätze:

- „Das Mädchen sieht die Krone."
- „Die Krone ist schön."

6. *Automatisierung des Abrufs*

- Zur Automatisierung des Abrufs wird am Ende ein Kim-Spiel gespielt: Auf den Tisch werden die Bildkarten *Königskrone, Baumkrone, Königsschloss* und *Vorhängeschloss* gelegt. Das Kind soll die Augen schließen, die Therapeutin nimmt ein Bild weg und das Kind soll erraten, welches Item [Bild] fehlt.

7. *Abschlussritual*

- Das Kind klebt die Items vom Abrufspiel in sein Märchenbuch.

4.4 Gruppenformate für die Kita (Beispiel)

Auch in jede Förder- und Therapiesitzung im Gruppenformat werden Handpuppen einbezogen. Im untenstehenden Beispiel wurde die Hexe Luna konzipiert (vgl. Dembski & Sander, 2013), die sich den Kindern vorstellt: „Hallo [Name der Kinder]. Ich bin die Hexe Luna. Ich reise mit meinem Besen durch die Märchenwelt und fange mit meinem großen Märchensack Geschichten und Spiele für Euch ein. Ich werde Euch jetzt oft besuchen kommen und Euch etwas von den Geschichten und Spielen aus der Märchenwelt mitbringen. Habt Ihr dazu Lust?" (Dembski & Sander 2013: 102). Im Sack der Hexe Luna befinden sich der jeweilige Märchenabschnitt, ein Märchenheft für jedes Kind, Spiele und Förder- bzw. Therapiematerialien sowie die bereits bekannten Handpuppen Ada und Batu (s. auch Punkt 4.3). Die Hexe Luna diente gerade zu Beginn der Intervention dazu, den Kindern beim Abholen aus dem Gruppenraum die Scheu zu nehmen. So können die Kinder über die Puppe indirekt Kontakt aufnehmen (vgl. Dembski & Sander, 2013). Gerade für zurückhaltendere Kinder bedeutet dies eine große Erleichterung (vgl. ebd.). Als Rahmenthema für die Sitzungen dienten wiederum Märchen, die pro Förder- und Therapieformat z.B. antonyme oder polyseme Wörter enthielten. Diese wurden in jeder Sitzung hochfrequent und kontrastiv präsentiert. Dazu wurde der Märchenausschnitt langsam und deutlich vorgelesen. Die zu erarbeitenden Wörter wurden hervorgehoben und besonders stark betont. Auch ist das Förder- bzw. Therapieformat analog des Formates in Punkt 4.3 vor allem rezeptiv orientiert. Im Folgenden wird beispielhaft eine Fördereinheit vorgestellt (vgl. Dembski & Sander, 2013).

Die Sitzungen/ Einheiten folgten wiederum einem einheitlichen Aufbau (s. auch Punkt 4.3). So erfolgte auf die Einleitung durch die Hexe Luna immer die Präsentation des jeweiligen Märchenabschnittes zur Motivation und Einstimmung auf das Thema (vgl. ebd.). Anschließend wurde der pro Sitzung eingeführte Wortschatz phonologisch erarbeitet. Je Einheit wurden ein bis zwei Antonympaare verwendet. Dafür spielten Ada und Batu immer ein Ratespiel, bei dem nach und nach die Kinder der Kleingruppe involviert wurden. Anschließend folgte die semantische Elaboration durch ein Gespräch zwischen Ada und Batu. Danach bereiteten die beiden Handpuppen die Handlungsdurchführung vor. Hier durften die Kinder der Kleingruppe nun tätig werden. Alle verwendeten Spiele und Handlungen waren auch ohne den Einsatz von (produktiver) Sprache durchführbar. Es wird jedoch basales rezeptives Sprachverständnis benötigt (vgl. ebd.). Das Abschlussritual war ebenfalls stets gleich aufgebaut. Zum Ende einer Einheit bekamen die Kinder die Gelegenheit, die passenden Bilder zum erarbeiteten Wortschatz der Einheit in ihr Märchenheft einzukleben. Hier fanden die Kinder jeweils auf einer Doppelseite ein übergreifendes Bild zu dem Märchen, das pro Woche in drei Sitzungen bearbeitet wurde (hochfrequente Intervention). Die Bilder konnten so zum Wiederholen der Sitzungen durch die ErzieherInnen oder Eltern genutzt werden und dienten außerdem den Kindern als Erinnerung (vgl. ebd.).

Bei der nachfolgenden Darstellung einer Sitzung handelt es sich um die zweite Föredreinheit. Hier zeigt sich gut der langsam ansteigende Schwierigkeitsgrad für die Kinder, da in der Handlungsdurchführung jedes Kind auch sprachlich produktiv tätig werden konnte, wenn es dies bereits möglich war (s. auch Punkt 4.2 – Gestaltung der Lernumgebung). Je nach Neigung und Entwicklungsfortschritt der Kinder kann das Spiel aber auch rein rezeptiv durchgeführt werden, um eine Überforderung zu vermeiden (vgl. Dembski & Sander, 2013)

Frau Holle (vgl. Dembski & Sander, 2013)
Wortmaterial (Antonympaar) Frau Holle: faul, fleißig
Fördereinheit 2, Woche 3 (Auszug)

Interventionsplanung

benötigtes Material:

* Märchenabschnitt
* Schiedsrichterkarten (rot/ grün),
* Handpuppen Ada (Fliege) und Batu (Hase)
* Hexe Luna mit Hexensack am Besen
* Bildkarten zu „faul" und „fleißig"
* zwei Säckchen mit „Erzählsteinen" (zweifarbig)
* Märchenheft mit Aufklebern, Klebstoff

1. Begrüßungsritual und Märchenausschnitt

Die Hexe Luna fliegt mit ihrem Hexenbesen herbei, an dem der Märchenbeutel hängt, der die beiden Handpuppen, den Märchenabschnitt und alle nötigen Therapiematerialien enthält. Die Hexe Luna begrüßt jedes Kind: „Hallo [Name des jeweiligen Kindes]. Ich bin wieder zurück aus der Märchenwelt und ich habe Euch den nächsten Teil der Geschichte mitgebracht. Möchtet Ihr wissen, wie es mit den beiden Schwestern weitergeht?"

Märchentext (entsprechend der Interventionsform modifiziert)

Hexe Luna liest den zweiten Teil des umgearbeiteten Märchentextes vor:
   Erinnert Ihr Euch noch an die beiden Schwestern? Etwas habe ich Euch noch nicht von ihnen erzählt. Die schöne Schwester war immer sehr fleißig und die hässliche Schwester war immer sehr faul. Die schöne, fleißige Schwester arbeitete nun bei Frau Holle. Sie schüttelte jeden Tag fleißig die Betten auf, bis die Federn flogen und es auf der Welt schneite. Auch sonst war sie nicht faul. Weil sie so fleißig war, behandelte Frau Holle sie sehr gut. Faule Menschen mochte Frau Holle nämlich nicht. Doch nach einiger Zeit wurde das fleißige Mädchen sehr traurig. Sie vermisste ihre Mutter und die faule Schwester. Frau Holle war traurig, denn noch nie hatte sie eine so fleißige Helferin gehabt. Aber weil sie nie faul und immer fleißig gewesen war, wollte Frau Holle sie belohnen. Die fleißige Schwester musste sich in ein Tor stellen und wurde mit Gold überschüttet. Als die fleißige Schwester das nächste Mal die Augen öffnete, stand sie vor dem Haus ihrer Mutter und der faulen Schwester. Das ganze Gold war an ihr hängengeblieben. Als die Mutter und die faule Schwester das Gold auf der fleißigen Schwester sahen, freuten sie sich sehr, dass sie wieder zu Hause war und ließen sich von der fleißigen Schwester alle ihre Erlebnisse erzählen.
   Die Hexe Luna sagt den Kindern nun, dass sie müde sei und sich schlafen legen möchte. Aber die Kinder sollen ruhig Ada und Batu wecken, damit sie mit ihnen spielen. Die Kinder sollen ein bis zwei Mal laut Ada und Batu rufen. Gerne kann man die Kinder beim Rufen unterstützen.

2. phonologische Elaboration

Sie geben jedem Kind eine rote und eine grüne Schiedsrichterkarte, denn Batu und Ada wollen ein Ratespiel spielen. Batu zeigt eine Bildkarte und sagt dann den Namen von dem, was auf der Karte zu sehen ist; für Ada einmal mit stark gedehnten Einzellauten und einmal silbisch segmentierend. Ada soll das Wort erraten und jedes Kind entscheidet durch Zeigen entweder der roten oder der grünen Karte, ob Ada das Wort richtig erraten hat oder nicht. So werden die Begriffe „faul" und „fleißig" eingeführt. Manche Kinder benötigen an dieser

Stelle Hilfe von der Therapeutin/ dem Therapeuten. Wichtig ist, dass die korrekte Lösung dem Kind unmittelbar rückgemeldet wird (sog. *korrektives Feedback*).

Auch kommt Ada nicht sofort auf die richtige Lösung, sondern gibt zuerst immer ein bis zwei falsche Antworten. Je nachdem, welcher Schwierigkeitsgrad für das jeweilige Kind in der Kleingruppe angemessen scheint, können diese Antworten eine hohe oder niedrige phonologische Ähnlichkeit zum Zielwort aufweisen. Auch hier ist wieder abzusichern, dass das jeweilige Kind die (korrekte) Lösung auch versteht.

3. semantische Elaboration

Im Rahmen der semantischen Elaboration findet immer ein Dialog zwischen Ada und Batu statt, der im weiteren Verlauf jedes Kind nach und nach mit einbezieht. Ada fragt Batu, warum er zwei Bilder in den Sack gesteckt hat. Batu erklärt Ada, dass diese beiden Wörter erneut in einer besonderen Beziehung stehen. Das eine Wort ist das GEGENTEIL des anderen Wortes. Im Dialogbeispiel wird deutlich, dass auch Ada zunehmend aktiver an der Bedeutungsklärung teilnimmt und sich nicht mehr alles von Batu erklären lassen muss. Diese Steigerung verläuft parallel zur Steigerung des produktiven Anteils des jeweiligen Kindes der Kleingruppe und soll es ermutigen ebenfalls mehr teilzunehmen.

> Batu:„Letztes Mal haben wir die beiden Schwestern schön und hässlich genannt. Diesmal haben wir aber noch mehr über sie erfahren, erinnerst Du Dich?"
>
> Ada:„Ja, die schöne Schwester war fleißig und die hässliche Schwester war faul. Aber ich weiß immer noch nicht, was das heißt."
>
> Batu:„Faul ist jemand, der nicht gerne arbeitet oder lernt oder etwas nicht macht, was vielleicht anstrengend ist."
>
> Ada:„Warte. Wenn 'fleißig' das Gegenteil von ‚faul' ist, dann ist jemand fleißig, wenn er gerne arbeitet oder lernt oder auch; wenn es anstrengend ist."
>
> Batu:„Super Ada. Genau."
>
> Ada:„Hast Du noch ein paar Beispiele, damit ich es noch besser verstehe?"
>
> Batu:„Warum machen wir das nicht mit …. [Name des jeweiligen Kindes] zusammen?"

Die Kinder kommen nacheinander zu Wort, können sich untereinander helfen, aber auch Batu oder Ada um Hilfe bitten.

4. Handlungsvorbereitung

Batu macht den Märchensack ganz auf und die Kinder dürfen die restlichen Materialien herausnehmen. Im Märchensack sind lediglich noch zwei Säckchen mit zweifarbigen „Erzählsteinen" enthalten.

5. Handlungsdurchführung

Die beiden Säckchen mit den bunten Erzählsteinen werden in die Mitte gelegt. Ein Säckchen steht für „faul" und eines für „fleißig". Um die Zuordnung zu erleichtern, werden die Bildkarten dazu gelegt. Das jeweilige Kind der Kleingruppe, Ada und Batu sollen sich jeweils einen entsprechenden Stein nehmen und Beispiele für Faul-Sein und Fleißig-Sein nennen. Beispielsweise äußert Ada: „Wenn ich meiner Mama beim Abwaschen helfe, bin ich fleißig." Oder Batu sagt: „Wenn ich mein Zimmer nicht aufräume, dann bin ich auch einmal faul." Alternativ kann man je nach Alter und Entwicklungsstand des jeweiligen Kindes die beiden Puppen auch Situationen beschreiben lassen und jedes Kind entscheidet durch die Wahl des betreffenden Steines, ob „faul" oder „fleißig" zutreffend ist (rezeptive Zuordnung). Auch hier ist wieder abzusichern, dass das jeweilige Kind die (korrekte) Lösung versteht, wenn es sich falsch entschieden hat. Besonders schön ist für die Kinder, wenn Erzählsteinchen gewählt werden, die sich in das Märchenheft kleben lassen.

Alternativ kann auch mit Bildkarten gearbeitet werden, die die Antonympaare „faul" und „fleißig" darstellen. Dazu werden die beiden Säckchen für „faul" und „fleißig" in die Mitte des Tisches gelegt. Die Kinder decken nacheinander eine Bildkarte auf. Batu und Ada kommentieren, was auf der Bildkarte zu sehen ist und das jeweilige Kind entscheidet. Wenn es richtig lag, darf es die Bildkarte behalten. Wer die meisten Bildkarten in der Kleingruppe hat, hat gewonnen.

6. Festigung

Eine Festigung dessen, was in der jeweiligen Stunde mit den Kindern erarbeitet wurde, kann an dieser Stelle in 2er-Teams (möglichst ein stärkeres und ein schwächeres Kind kombinieren, so dass sich die Kinder helfen und unterstützen können) oder mit der gesamten Kleingruppe erfolgen. Hier hilft eine Klingel, die im o.g. Format eingesetzt werden kann: Wer sich sicher ist oder welches 2er-Team sicher ist, die richtige Zuordnung treffen zu können, klingelt und ordnet zu bzw. antwortet.

Auch kann jedes 2er-Team ein Antonympaar darstellen (es eignen sich vor allem Adjektive). Dazu erhält ein Kind im Team die Bildkarte für „faul", das andere für „fleißig". Die Therapeutin/ der Therapeut präsentiert nun einen Satz, der für „faul" oder „fleißig" steht. Das Kind, das die dazu passende Bildkarte hat, steht auf. Darauf achten, dass sich die Kinder gegenübersitzen und sich auch nonverbal verständigen können. Anschließend ist das andere 2er-Team an der Reihe.

7. Abschlussritual

Batu gibt den Kindern die Märchenhefte. Zu den bereits vorhandenen Bildern dürfen die Kinder in ihr Märchenheft die Bilder zu „faul" und „fleißig" sowie ihre erarbeiteten Erzählsteine einkleben. Ada verspricht, das jeweilige Heft gut aufzuheben und nächstes Mal wieder mitzubringen. Batu gibt zu bedenken, dass die Hexe Luna nun sicher bald aufwachen wird, um weiterzufliegen. Schnell räumen Batu und Ada gemeinsam mit den Kindern alle Sachen wieder in den Märchensack und kriechen am Ende selbst hinein, nachdem sie sich noch verabschiedet haben. Die Hexe Luna erwacht, verabschiedet sich ebenfalls und fliegt mit dem Märchensack und ihrem Besen zurück in die Märchenwelt.

Schneeweißchen und Rosenrot (vgl. Dembski & Sander, 2013)
Wortmaterial (Antonympaar) Schneeweißchen und Rosenrot:
Feuer und Wasser; kalt und heiß
Fördereinheit 1, Woche 4 (Auszug)

Interventionsplanung

benötigtes Material:

- Märchenabschnitt
- Schiedsrichterkarten (rot/ grün)
- Handpuppen Ada (Fliege) und Batu (Hase)
- Hexe Luna mit Hexenbeutel am Besen
- Bildkarten „Feuer", „Wasser", „kalt" und „heiß"
- Teelicht, Feuerzeug, Einwegspritze mit Wasser, Kühlakku, Taschenwärmer
- Märchenheft mit Aufklebern, Klebstoff

zeitlicher Ablauf:

1. Einstieg
2. phonologische Elaboration
3. semantische Elaboration
4. Handlungsvorbereitung
5. Handlungsdurchführung
6. Abschlussritual

1. Einstieg

- Hexe Luna fliegt mit dem Hexenbesen den Märchenbeutel herein (enthält Handpuppen und Therapiematerialien)

- Reise in die Märchenwelt
- Vorlesen des heutigen Märchenabschnittes
- Kinder erhalten die Schiedsrichterkarten (rot/ grün)

Märchentext (entsprechend der Interventionsform modifiziert)

Hexe Luna liest den umgearbeiteten Märchentext vor:
Eine Mutter lebte mit ihren beiden Töchtern in einem kleinen Haus am Waldrand. Die beiden Mädchen hießen Schneeweißchen und Rosenrot. An einem Winterabend saßen alle drei vor dem Feuer und beobachteten den Kessel, in dem das kalte Wasser langsam heiß wurde. Da klopfte es an die Tür. Die drei erschraken sehr, denn als sie die Tür öffneten, kam ein großer Bär in das Haus. Sie staunten sehr, als der Bär sprach: „Ich will Euch nichts tun. Mir ist so kalt und Euer Feuer ist so heiß. Darf ich mich bei euch aufwärmen?" Und er legte sich vor den Herd. Der Schnee in seinem Fell wurde zu Wasser und die Mutter holte schnell Handtücher. Die Mädchen rubbelten den Bär trocken und spielten mit ihm. Von da an kam der Bär jeden Abend. Er legte sich vor das Feuer und trank ein bisschen Wasser. Er freute sich, wenn seine kalten Füße von dem heißen Herd gewärmt wurden. Als es Frühjahr wurde, verschwand der Bär wieder in den Wald.

2. phonologische Elaboration

- gemeinsames Herausrufen der beiden Handpuppen
- Ada und Batu räumen nach und nach zusammen die Materialien aus dem Beutel.
- Zuerst wird die Bildkarte „Feuer" herausgezogen, Ada kennt das Bild nicht.
- Ada soll das Wort erraten, Batu spricht das jeweilige Wort dafür erst in Schneckensprache, dann ggf. in Stakkato.
- Die Kinder spielen Schiedsrichter und entscheiden jeweils mit der roten/ grünen Karte, wann Ada das Wort richtig erkannt hat.
- Analog werden „Wasser", „kalt" und „heiß" eingeführt.

3. semantische Elaboration

- Ada fragt Batu, ob er die beiden Bilder wieder ausgesucht hat, weil sie zusammengehören.
- Batu erklärt Ada, dass hier wieder das eine Wort das GEGENTEIL des anderen Wortes ist.
- Batu: „Erinnerst Du Dich noch, wie gern der Bär am Feuer gelegen hat?"

- Ada: „Ja natürlich. Er hat draußen sehr gefroren und wollte sich aufwärmen."
- Batu: „Heutzutage haben wir Heizungen und Küchen, aber früher brauchten die Leute in jedem Haus ein Feuer zum Kochen und Heizen."
- Ada: „Und Wasser ist das Gegenteil von Feuer?"
- Batu: „Genau, weil man Feuer mit Wasser löschen kann. Wenn zwei Menschen sich nicht vertragen, dann sagt man auch: ,Die beiden sind wie Feuer und Wasser.'"
- Ada: „Und Wasser ist kalt, Feuer ist heiß. Deswegen sind kalt und heiß auch Gegenteile, richtig?"
- Batu: „Genau. Kalt ist es im Winter und heiß im Sommer. Eiscreme ist zum Beispiel kalt und Suppe ist heiß. Feuer kann man benutzen, um kalte Sachen heiß zu machen."

4. Handlungsvorbereitung

- Batu macht den Sack jetzt ganz auf und das Kind darf die restlichen Materialien herausräumen.
- Enthalten sind: ein Teelicht, Feuerzeug, eine Einwegspritze mit Wasser, ein Kühlakku und ein Taschenwärmer.

5. Handlungsdurchführung

- Die Therapeutin zündet ein Teelicht an.
- Die Kinder erhalten von Ada nacheinander die Wasserspritze und jedes Kind soll versuchen, das Feuer mit dem Wasser zu löschen.
- Die Kinder sollen im Anschluss nacheinander die Augen ganz fest zumachen.
- Die Kinder erhalten den Kühlakku und den Taschenwärmer zum Fühlen. Das jeweilige Kind soll benennen, was sich kalt und heiß anfühlt.

6. Abschlussritual

- Batu gibt dem jeweiligen Kind sein Märchenheft, das es an die Therapie erinnern soll. Auf der vierten Seite klebt schon ein Bild von Schneeweißchen und Rosenrot. Das Kind darf die vier Bilder zu „Feuer", „Wasser", „kalt" und „heiß" selbst einkleben.
- Ada verspricht das Heft gut aufzuheben und nächstes Mal wieder mitzubringen.
- Am Ende der Intervention darf jedes Kind das Heft behalten.

4.5 Einzelformate für die Grundschule (Beispiel)

Auch für die 7–10-jährigen zweisprachigen Kinder wurden als Handlungsrahmen Märchen ausgewählt, jedoch eignen sich ebenso Kurzgeschichten oder Erzählungen, die analog der Märchen hinsichtlich des zu erarbeitenden Wortschatzes und der jeweiligen sprachlichen Struktur modifiziert werden können. Anders als bei den 3–6-jährigen Kindern sind die Formate für die Grundschulkinder jedoch nicht rezeptionsorientiert, sondern finden im produktiven Modus statt. Der zeitliche Ablauf der Förder- und Therapiestunden gestaltete sich jedoch analog der für die 3–6-jährigen Kinder:

1. Begrüßungsritual und Märchenausschnitt
2. phonologische Elaboration
3. semantische Elaboration
4. Handlungsvorbereitung
5. Handlungsdurchführung
6. Festigung
7. Abschlussritual

Im Folgenden werden beispielhaft zwei Therapieeinheiten vorgestellt (vgl. Kellner & Korthaus-Johann, 2010).
Wortmaterial (Polyseme): Krone, Schloss, Tor
Therapieeinheit 1 (Auszug)

Interventionsplanung

benötigtes Material:

• Eisbär Sam mit Koffer
• Pappkrone
• Vorhängeschloss
• laminierte Bildkarten aller sechs Items
• Klebstoff
• vorbereitetes Polysemschloss und aufzuklebende Teile
• kleine Itembilder
• Schere
• Themenblatt „Märchen"
• Arbeitsblatt „Krone – Schloss – Tor"

1. Begrüßungsritual

Zunächst erfolgt eine kurze Begrüßung und die Hausaufgaben aus der vorherigen Stunde werden angeschaut.

2. *phonologische Elaboration*

Wie zu Beginn jeder Sitzung sitzt der Eisbär Sam auf dem Tisch; neben sich sein großer Koffer, in dem alle benötigten Materialien für die Stunde sind. Er berichtet, dass er sehr gerne Märchen hört und seine Mutter ihm erst gestern wieder ein Märchen vorgelesen hat. Er fragt das Kind, ob es auch Märchen kennt und ob es weiß, was jeder König im Märchen braucht.

Zunächst werden eine gebastelte (Königs-)Krone und die dazugehörige Bildkarte ausgepackt. Nach der Benennung durch das Kind oder die Therapeutin, wird das Wort in Silben gegliedert. Dies wird durch Klatschen unterstützt. Alle Kinder beherrschen dies bereits selbstständig und benötigen nur selten Hilfe. Daraufhin spricht zunächst die Therapeutin das Wort ganz langsam vor, das Kind spricht langsam nach. Zuletzt darf das Kind den Anlaut benennen. Auch dies fällt allen Kindern leicht, zumal dies gerade zu Beginn der Schulzeit häufig geübt wird. Anschließend werden die Items (Königs-)Schloss und (Schloss-)Tor in gleicher Weise elaboriert.

Da die Kinder in der Einzelsituation zu diesem Zeitpunkt bereits drei Wochen des Therapieformats absolviert haben, erwarten sie mit Spannung, welche Items Sam nun aus dem Koffer holen wird und beginnen bereits zu raten, was die bisher evozierten Items für Partner haben könnten. Die folgenden Items (Baum-)Krone, (Vorhänge-)Schloss und (Fußball-)Tor werden direkt nacheinander ausgepackt und die Kinder versuchen, diese zuzuordnen. Da die meisten Kinder sowohl das Fußballtor als auch das Vorhängeschloss erkennen und zuordnen können, fällt ihnen auch die Zuordnung der – in allen Fällen unbekannten – Baumkrone leicht.

3. *semantische Elaboration*

Da nun alle Items in Form von Bildkarten oder Realgegenständen (Königskrone, Vorhängeschloss) vorliegen, beginnt die semantische Elaboration. Abwechselnd setzt man sich die Krone auf und derjenige, der sie gerade trägt, darf zu den Dingen, die auf dem Tisch liegen, etwas sagen, was ihm einfällt. Die Krone ist z.B. aus Gold und besetzt mit Edelsteinen, sie ist sehr wertvoll und teuer. Die Therapeutin erzählt, dass man Baumkronen im Wald findet, Königskronen hingegen meist in Schlössern.

Ein Tor beim Fußball ist immer offen, das Schlosstor lässt sich mit einem Vorhängeschloss verschließen. Auf Letzteres schießt man auch nicht mit Fußbällen. Das Königsschloss ist aus Stein gebaut, darin kann man wohnen. Das Vorhängeschloss hingegen ist aus Metall; es schützt das Schloss vor Eindringlingen. Auch den Kindern fällt zu den Items viel ein. In dieser Sitzung lassen sich alle Polysempaare sehr gut in den Kontext einpassen und ermöglichen vielfältige Kontrastierungen. Auch müssen die Kinder hier ganz besonders auf die Kontexte achten, da diese nicht sehr weit voneinander entfernt liegen und man sich häufig durch Nachfragen weitere Informationen beschaffen muss, um eine Bedeutung eindeutig bestimmen zu können.

4. Handlungsvorbereitung

Da in dieser Stunde ein aufwändiges Schloss gebastelt wird, bei dem ein beweglicher Ritter auf seinem Pferd reitet, um zur Prinzessin hinter dem Tor zu gelangen, müssen die benötigten Teile bereits vorher ausgeschnitten werden. Das Schloss ist auf einem großen Bogen Pappe aufgeklebt und das Tor wird so vorbereitet, dass man es öffnen kann. Weiterhin werden benötigt:

- die Prinzessin mit Krone
- der Ritter mit Schild und Pferd
- ein Baum, bestehend aus Krone, Stamm und Birnen (bereits erarbeitet)
- ein (Vorhänge-)Schloss
- Blumen
- Klebestift

Es wird kurz erläutert, welche Items verarbeitet werden und welche bereits vorbereitet sind (Schloss, Tor). Dies geschieht in erster Linie durch das Kind. Wird ein Item vergessen oder nicht erkannt, hilft die Therapeutin weiter.

5. Handlungsdurchführung

Therapeutin und Kind wechseln sich damit ab, ein Item in einem Satz zu präsentieren. Der andere muss jeweils erraten, welches Item eines Paares gemeint ist. Rät man richtig, darf man ein Item auf die Pappe kleben. Die Therapeutin gibt z.B. den Satz vor:

„Alle Kronen werden im Frühling grün." Benennt das Kind die (Baum-) Krone richtig, darf es sich aussuchen, was es aufkleben möchte. Im Verlauf steigen die Anforderungen an das Kind und die Kontextinformationen sind weniger eindeutig. Es muss nun Sätze entschlüsseln, die weniger deutlich auf eine Bedeutungsvariante eines Wortes referieren, wie z.B. „Das Schloss ist schon sehr, sehr alt." In diesem Fall ist das Kind gezwungen, durch Nachfragen weitere Informationen einzuholen. Dabei kann es sich z.B. auf spezifische Eigenschaften der Schlösser beziehen, ob das gesuchte Schloss z.B. klein oder groß, aus Stein oder Metall ist oder aber es fragt z.B., ob man damit etwas verschließen kann. Rät das Kind einfach drauflos, fragt Sam noch einmal nach, warum das Kind denkt, dass es genau dieses Item ist und entgegnet daraufhin die Eigenschaften der anderen Bedeutung, wodurch deutlich wird, dass ohne weitere Informationen nicht abschließend geklärt werden kann, welches Schloss gemeint ist.

Insgesamt werden 17 Teile auf das Bild aufgeklebt. Folglich darf die Therapeutin ca. neun Fragen stellen. Dabei wird jedes Polysem einmal genutzt, die restlichen drei Rätsel werden darauf abgestimmt, welche Bedeutungen das Kind noch nicht verinnerlicht hat. Die Kinder geben meist einfache Rätselsätze auf. Um dennoch vielfältige Informationen zu erhalten, fragt die Therapeutin häufig nach mehr Informationen oder lässt Sam raten. Sam rät jedoch häufig falsch und hat sich überhaupt nur wenig zu den einzelnen Items gemerkt, so dass die Kinder – mitunter mit Hilfe der Therapeutin – ihm noch einmal die Unterschiede und Gemeinsamkeiten der Items erklären müssen. Endlich ist das Schloss fertig gestellt und das Kind darf den Ritter einige Male zur Prinzessin reiten lassen.

6. Festigung

Da die Handlung der Sitzung ausschließlich am Tisch stattfindet, wird das Spiel zur Automatisierung des Abrufs im Stehen gespielt, um dem Bewegungsdrang der Kinder gerecht zu werden. Die in der Sitzung verwendeten Bildkarten werden auf dem Boden ausgelegt. Kind und Therapeutin werfen diese abwechselnd mit einem Jonglierball ab, woraufhin der jeweils andere das Bild schnell benennen muss. So ist gewährleistet, dass das Kind jedes Item noch einmal benennt (produktiver Modus) und nicht nur die Items abwirft, bei denen es sich sicher ist.

7. Schlussritual

Zum Abschluss der Sitzung werden die Bildkarten auf die entsprechenden Themenblätter geklebt. Die Bildkarten sind in großer Zahl vorhanden und die Kinder reservieren sich bereits zu Beginn des Rituals die Bilder, die sie auf vielen Themenblättern unterbringen möchten. Die Themenblätter „Zuhause", „Zirkus", „Landschaft" und „Stadt" haben die Kinder bereits erhalten. In dieser Stunde kommt das Themenblatt „Märchen" dazu. Zunächst wird das (Königs-)Schloss aufgeklebt. Dies – so sind sich die Kinder einig – findet man nur im Märchen. Auf die Nachfrage, ob es denn nicht auch im wirklichen Leben Schlösser gibt, entscheiden sich fast alle Kinder dafür, auch ein Schloss auf das Themenblatt „Landschaft" zu kleben. Das (Vorhänge-)Schloss findet vielseitige Verwendung: Es wird sowohl dazu verwendet, das Schloss zu verschließen, aber auch im Zirkus muss man die Tierkäfige oder das Zirkuszelt absichern. Zuhause werden Keller mit Schlössern versehen und auch in der Stadt brauchen die Ladenbesitzer sie. Das (Schloss-)Tor findet man natürlich vor dem Schloss, aber es gibt auch noch Städte, die ein Tor haben. (Fußball-)Tore finden sich in der Landschaft, in der Stadt und ein Junge verfügte über ein Tor in seinem Garten, also Zuhause. Die (Baum-) Krone findet man sowohl in der Landschaft als auch in der Stadt und Zuhause. Ein Mädchen merkte an, dass ein Zirkus auch oft dort steht, wo Bäume sind, also ist die Krone auch hier zu finden. Die Königskrone bleibt dem Märchen vorbehalten. Zum

Abschluss erhält das Kind ein Arbeitsblatt, auf dem alle Polysempaare der Sitzung abgebildet sind. Die Bilder werden noch einmal kurz benannt und die Hausaufgabe besteht darin, die passenden Paare zu verbinden. Zusätzlich kann unterstützend Schriftsprache eingesetzt werden und z.b. das jeweilige Wort unter das dazugehörige Bild geschrieben werden.

Wortmaterial (Polyseme): Decke, Kerze, Nadel
Therapieeinheit 2 (Auszug)

Interventionsplanung

benötigtes Material:

- Eisbär Sam mit Koffer   ˙
- Kerze
- Nähnadeln
- Tannennadeln am Ast und lose
- Kuscheldecke
- Bildkarten zu allen sechs Items: *Kerze, Nadel, Decke*
- Bildkarten zu allen sechs Items der letzten Stunde: *Schloss, Krone, Tor*
- Hotel-Klingel
- Kleine Itembilder
- Klebstoff
- Schere
- Arbeitsblatt *Kerze – Decke – Nadel*

1. Begrüßungsritual

Die Therapeutin fragt das Kind, ob es etwas Besonderes zu berichten hat und gemeinsam wird das Arbeitsblatt der letzten Stunde angeschaut. Hier bietet sich die Möglichkeit, die Items noch einmal durch das Kind benennen zu lassen. Auch die laminierten Itemkarten *Krone, Schloss* und *Tor* liegen bereit, da sie zum Abschlussspiel dieser Stunde benötigt werden.

2. phonologische Elaboration

Wieder sitzt der Eisbär Sam mit seinem Koffer neben sich auf dem Tisch. Die heutigen Therapie-Items sind *Kerze, Decke* und *Nadel*. Zunächst wird eine (Wachs-) Kerze und die zugehörige Bildkarte aus dem Koffer genommen, danach eine (Kuschel-)Decke und einige (Näh-)Nadeln. Die phonologische Elaboration der Items macht allen Kindern Spaß. Sie benötigen an dieser Stelle weitgehend keine Hilfestellung mehr, sondern führen die erforderlichen Schritte – Silbenklatschen, Schneckensprache und Anlauterkennung – selbstständig durch. […] Die Kinder beginnen daraufhin wieder zu rätseln, welche

Dinge gleich heißen könnten, wie die, die bereits auf dem Tisch liegen. Dabei fällt es dem größten Teil der Kinder leicht, den Zusammenhang zwischen der (Kuschel-)Decke und der (Zimmer-)Decke herzustellen. Die gespannte Erwartungshaltung der Kinder trägt hier erheblich zur Motivation bei: die Freude über ein selbstständig gefundenes Polysempaar ist immer sehr groß.

3. semantische Elaboration

Nun sind alle Items ausgepackt und die Kinder beginnen, die Paare zu sortieren. Sie erkennen hier Gemeinsamkeiten schnell und sicher. [...] Die (Zimmer-) Decke wird von den meisten Kindern bereits zu Beginn der Stunde korrekt zugeordnet. Die Nadeln bereiten allen Kindern Schwierigkeiten. Durch den eingeschränkten Wortschatz verfügen sie meist nur über Oberbegriffe, so auch hier: Bereits das Wort *Tanne* ist den meisten Kinder unbekannt. Sie treffen keine Unterscheidungen, sondern bezeichnen sowohl Nadel- als auch Laubbäume schlicht als *Baum*. Daher wird an dieser Stelle geklärt, dass es viele verschiedene Laub- und Nadelbäume gibt und eine Tanne ein immergrüner Nadelbaum ist usw. Wir stellen auch die Ähnlichkeiten und Unterschiede zwischen den Nähnadeln und den Tannennadeln heraus: Sie sind beide spitz, sie pieksen, sie haben eine ähnliche Form, aber Tannennadeln sind biegsam, während Nähnadeln starr sind. Auch die Farbe unterscheidet sich und Tannennadeln duften besonders gut.

4. Handlungsvorbereitung

Heute müssen die Kinder besonders gut aufpassen, da ihnen eine kurze Geschichte vorgelesen wird, die Kinder klingeln und die richtige Karte benennen dürfen, wenn sie das Wort erkannt und entschlüsselt haben. Dazu werden die Bildkarten mit den Items der heutigen Stunde ausgelegt und die Hotel-Klingel in die Nähe des Kindes gestellt.

5. Handlungsdurchführung

Nun wird die Geschichte vorgelesen, in der alle Polyseme der Therapiestunde mehrmals vorkommen (*Decke – Kerze – Nadel*). Der Vortrag erfolgt in einer langsamen, sehr betonten und melodischen Sprechweise, damit die Kinder die Möglichkeit haben, dem Text gut zu folgen und die gesuchten Wörter zu finden. Haben sie ein Wort erkannt, dürfen sie auf die Klingel schlagen und das passende Item auf der dazugehörenden Bildkarte benennen. Überhören die Kinder ein Item, greift Sam ein und bittet die Therapeutin, den Satz zu wiederholen. Durch noch betonteres Sprechen und eine kleine Pause unmittelbar vor Nennung des Items sind die Kinder dann meist in der Lage, das Wort zu erkennen.

6. Automatisierung des Abrufs

Da die Geschichte von den Kindern viel Konzentration verlangt hat und sie dabei sehr aufmerksam sein müssen, wird das Spiel zur Automatisierung des Abrufs in Bewegung gebracht. Dazu werden alle Bildkarten, die bisher im Themenblock *Märchen* erarbeitet wurden (*Schloss, Krone, Tor, Decke, Nadel, Kerze*), auf dem Tisch ausgelegt und noch einmal kurz benannt. Dabei soll das Kind aktiv die Items benennen. Funktioniert dies nicht, springt die Therapeutin ein. Anschließend bekommt das Kind eine „Klatsche", die vorne mit einem Saugnapf versehen ist. Die Therapeutin stellt sich etwa 1,5 m vom Tisch entfernt an die Wand und gibt dem Kind eine kurze Info zu einem der Items. Beispielsweise: [...] Es ist aus Wachs, deine Mutter flickt damit deine Kleider, daran hängt die Lampe, sie wärmt dich in der Nacht, darin wohnt ein König, darin baut der Vogel sein Nest usw. Daraufhin soll das Kind schnell das entsprechende Item benennen, zum Tisch laufen und das Bild abklatschen und zur Therapeutin bringen.

7. Abschlussritual

Auch heute kleben die Kinder wieder kleine Bilder der Items auf die Themenblätter zur jeweiligen Stunde (Märchen – Landschaft – Zuhause – Zirkus). Zunächst werden Klebstoff, Schere und die Bilder bereitgelegt. Die (Näh-) Nadeln findet man im Märchen, in der Landschaft, Zuhause und auch in der Stadt. Bei den Tannennadeln verhält es sich ähnlich. Decken finden sich im Märchen und Zuhause, die (Wachs-)Kerze findet sich bei den meisten Kindern auf allen Themenblättern wieder, die Turnübung Kerze im Zirkus etc. Während des Aufklebens der Bilder bietet sich die Möglichkeit, die Kinder zu fragen, warum sie die Items dorthin kleben. Dies gibt den Kindern noch einmal einen Anreiz, aktiv mit dem Wort umzugehen und es so in den vorhandenen Wortschatz einzubetten und mit anderen Wörtern und Kontexten zu vernetzen. [...] Im Anschluss daran bekommen die Kinder das Arbeitsblatt für die nächste Stunde, auf dem sie erneut die passenden Polysempaare verbinden sollen.

4.6 Gruppenformate für die Grundschule (Beispiel)

Im Folgenden wird beispielhaft eine Fördereinheit im Gruppenformat für zweisprachige Grundschulkinder (7–10-Jährige) vorgestellt, in der wiederum sprachstrukturelle Merkmale in den Fokus der Erarbeitung rücken (vgl. Mark, 2012). Analog sind als Rahmen für die Einheiten bzw. Sitzungen wiederum Märchen oder Kurzgeschichten geeignet, die an das zu erarbeitende Material entsprechend adaptiert werden müssen.

Vom kleinen Maulwurf, der wissen wollte, wer ihm auf den Kopf gemacht hat (vgl. Holzwarth, 2000)

Wortmaterial (Antonyme bzw. Antonympaare): groß/ klein; hart/ weich
Fördereinheit 1 (Auszug), Woche 1

Interventionsplanung

benötigtes Material:

- Handpuppen Fliege Ada (langsames Sprechen) und Hase Batu (segmentierendes Sprechen)
- Sack mit Bildkarten der neuen Wörter
- 4 x 10 Bildkarten mit 5 großen und 5 kleinen Tieren
- 4 x Schild mit groß und 4 x Schild mit klein
- Stoppuhr
- Steinchen für die Punkteverteilung
- Beutel mit 4 harten und 4 weichen Gegenständen
- 1 x Schild mit „weich"
- 1 x Schild mit „hart"
- Sammelmappe
- 4 x Vorlage der neu gelernten Wörter (Bild + Schrift)
- 4 x Schreibvorlage mit 2 x 2 Linien für die Antonympaare
- 4 x Malvorlage des Maulwurfs
- Stifte, Locher

Textausschnitt (entsprechend der Interventionsform modifiziert)

Der kleine Maulwurf lebt in einem großen Bau unter der Erde. Jeden Tag wühlt sich der kleine Maulwurf durch den großen Erdhügel, damit er die kleinen Wolken und die große Sonne sehen kann. Eines Tages, als er den Kopf aus der Erde streckt, bekommt er einen großen Schrecken. Es kommt schon mal vor, dass der Maulwurf vor irgendetwas einen kleinen Schrecken bekommt, aber diesmal ist es kein kleiner Schrecken. Diesmal ist es ein wirklich großer Schrecken. Mitten auf seinem Kopf fühlt er einen weichen Haufen. Ab und zu bleiben schon mal ein paar harte Steine vom Erdhügel auf seinem Kopf übrig. Aber dieser Haufen ist nicht hart, er ist weich. Da hat doch tatsächlich jemand auf seinen Kopf gemacht. „So eine Gemeinheit! Und dann nicht mal ein harter Haufen, sondern ein weicher." Plötzlich entdeckt der Maulwurf die Taube über ihm. „Hey Taube. Sag mal hast du mir diesen weichen Haufen auf den Kopf gemacht?" „Ich?" antwortet die Taube. „Nein, wieso? Ich mach doch so!" Und platsch! Klatscht ein weicher Klecks direkt neben dem Maulwurf auf den harten Boden. „Unglaublich" denkt sich der kleine Maulwurf und

macht sich auf den Weg zu dem großen Pferd auf der Wiese nebenan. „Hey Pferd. Sag mal hast du mir auf den Kopf gemacht?" „Ich?" antwortet das große Pferd. „Nein, wieso? Ich mach doch so!" Und plumps! Plumpsen fünf große Pferdeäpfel neben den kleinen Maulwurf. Der kann es kaum glauben. „Nein, das Pferd kann es auch nicht gewesen sein!"
zeitlicher Ablauf:

1. Begrüßungsritual und Textausschnitt
2. phonologische Elaboration
3. semantische Elaboration
4. Handlungsvorbereitung I
5. Handlungsdurchführung I
6. Handlungsvorbereitung II
7. Handlungsdurchführung II
8. Abschlussritual

1. Begrüßungsritual und Textausschnitt

Die Therapeutin stellt sich vor und erklärt den SchülerInnen, dass sie in den nächsten Wochen gemeinsam ein paar ganz besondere Tiere kennenlernen wollen. Sie stellt die Handpuppen Ada und Batu vor, die sie bei den Sitzungen begleiten werden und dabei helfen, mehr über die Tiere und ihre Geschichte zu erfahren. Es wird in Aussicht gestellt, dass jedes Kind eine eigene Sammelmappe gestalten kann [...]. Die Mappe wird von der Therapeutin aufbewahrt. Zum Abschluss der Intervention dürfen die Kinder sie mit nach Hause nehmen.

• Der Maulwurf und seine Geschichte Teil I
• Vorlesen des ersten Textausschnittes

2. phonologische Elaboration

Batu holt den Schatzbeutel mit den Bildkarten hervor.
    Batu: „Ich habe euch heute vier Wörter für eure Sammelmappe mitgebracht. Die habe ich hier in unserem Schatzbeutel. Ada weiß auch noch nicht, welche Wörter es sind. Ich mache ein kleines Rätsel mit ihr."
    Batu spricht das Wort *groß* langsam vor. Ada muss das Wort erraten. Nach jedem Rateversuch wendet sich Batu einem anderen Kind zu, welches entscheiden soll, ob das Wort richtig oder falsch ist. Die Items *klein*, *hart* und *weich* werden in gleicher Weise eingeführt. Die Therapeutin ordnet die Bilder der Antonyme einander zu und legt die Paare für alle sichtbar getrennt voneinander auf den Tisch.

3. semantische Elaboration

Ada schaut verwundert auf den Tisch.

- Ada: „Sag mal wieso legst du die Bilder denn jetzt so komisch dahin? Es liegen immer zwei zusammen!?"
- Batu: „Das tue ich, weil die beiden Wörter in einer besonderen Beziehung zueinanderstehen. Das eine Wort ist immer das genaue GEGENTEIL des anderen Wortes.

Erinnerst du dich noch an den Maulwurf in der Geschichte? Der war sehr „klein."

- Ada: „Ja, stimmt. Und die Taube war ziemlich groß. Viel größer als der kleine Maulwurf."
- Batu: „Genau. Und das Pferd war auch sehr groß. Noch viel größer als der kleine Maulwurf. Da musste der kleine Maulwurf ganz weit nach oben gucken, damit er das große Pferd sehen kann."
- Ada: „Mein Papa ist auch sehr groß. Dagegen bin ich ziemlich klein."
- Batu: „Da hast du recht. Es können ja nicht nur Tiere groß oder klein sein. Auch Menschen oder Gegenstände sind manchmal groß und manchmal eher klein. "
- Ada: „Jetzt muss ich aber mal überlegen… wo kamen denn die anderen Wörter für unsere Sammelmappe in der Geschichte vor?"
- Batu: „Weißt du noch der Haufen auf dem Kopf des Maulwurfs?"
- Ada: „Oh ja, der war ganz weich. Viel weicher als die Pferdeäpfel. Die waren hart."
- Batu: „Genau. Weich und hart gehören also auch zusammen und sind Gegenteile. Wenn etwas nicht weich ist, dann ist es meistens ziemlich hart. Aber auch andere Dinge können hart oder weich sein. Fällt dir etwas ein?"
- Ada: „Ja, manche Dinge in meinem Zimmer. Der Tisch ist hart. Aber die Decke in meinem Bett ist weich."
- Batu: „Genau, da hast du ein tolles Beispiel gefunden."

4. Handlungsvorbereitung I

- Jedes Kind sucht sich einen Platz am Tisch.
- Die Kinder erhalten jeweils einen Stapel mit zehn Bildkärtchen.
- Links vor sich legen sie ein Schild mit „groß".
- Rechts vor sich legen sie ein Schild mit „klein".

Die Therapeutin erklärt das Spiel:

„Wenn ich gleich Start sage, sollt Ihr die Bilder vor euch genau anschauen und
entscheiden: Welche Tiere sind groß und welche Tiere sind klein!? Alle großen
Tiere legt Ihr links und alle kleinen Tiere legt ihr rechts vor euch auf den Tisch.
Wenn alle fertig sind, wird die Zeit gestoppt. Je schneller Ihr seid, desto mehr
Punkte bekommt ihr. Wenn mir jeder von euch ein Tierpaar nennen kann, also
ein kleines Tier und ein großes Tier, gibt es einen extra Punkt!"

5. Handlungsdurchführung I

- Die Therapeutin gibt das Startzeichen.
- Zeigen Kinder Schwierigkeiten bei der Aufgabenbewältigung, werden
  sie von der Therapeutin unterstützt:

„Was ist denn das für ein Tier?"
„Ist das Tier groß oder eher klein?"
„Wo musst du das Bild also hinlegen?"

- Kinder, die bereits fertig sind, werden dazu angehalten, die anderen
  Kinder zu unterstützen, damit sie gemeinsam als Gruppe schnell fertig
  werden.
- Zum Ende werden Punkte verteilt. Sind die Kinder schneller als drei
  Minuten, bekommt jeder vier Punkte. Sind sie langsamer, bekommt jeder
  zwei Punkte.
- Jedes Kind soll außerdem ein Tierpaar benennen und sagen, welches Tier
  groß und welches Tier klein ist. Dafür bekommt jeder einen extra Punkt.

6. Handlungsvorbereitung II

- Alle setzen sich in einen Kreis.
- In die Mitte des Kreises werden zwei Schilder gelegt („weich" und
  „hart").

Die Therapeutin erklärt das Spiel:

„Ich habe hier einen Beutel mit Gegenständen. Einige davon sind weich, andere
sind hart. Der Beutel wird herumgereicht. Immer einer von euch ertastet einen
Gegenstand und versucht zu erklären, was er fühlt. Die anderen Kinder sollen
raten, was es ist. Habt ihr es herausgefunden, ordnen wir es gemeinsam den
Schildern in der Mitte zu."

7. Handlungsdurchführung II

In dem Sack befinden sich acht Gegenstände, sodass jedes Kind zweimal an
die Reihe kommt:

- Schwamm, Stein, Strumpf, Stift, Taschentuch, Schlüssel, kleines Täschchen, Lineal

Zeigen Kinder Schwierigkeiten bei der Aufgabenbewältigung, werden sie von der Therapeutin unterstützt:

- „Wie fühlt sich der Gegenstand an?"
- „Wozu kann man ihn vielleicht gebrauchen?"
- „Ist er hart oder weich?"

Wird ein Gegenstand erraten, entscheidet immer ein anderes Kind, ob es ein weicher oder ein harter Gegenstand ist. Dementsprechend wird er den Schildern in der Mitte zugeordnet.

Bleibt noch Zeit, können die Kinder im Klassenraum je einen harten und einen weichen Gegenstand suchen und ihn den anderen vorstellen.

8. Abschlussritual

- Die Therapeutin überreicht jedem Kind eine Mappe mit seinem Namen.
- Die Kinder erhalten jeweils eine Vorlage der neu gelernten Wörter. Diese werden auf ein Blatt geschrieben und dürfen in die Sammelmappe eingeheftet werden.
- Die Kinder bekommen die Vorlage des Maulwurfs aus der Geschichte. Sie dürfen sie ausmalen und damit ihre Sammelmappe verschönern.
- Währenddessen kommt die Handpuppe Ada nochmal vorbei.
- Ada: „Kinder, ich hab' nur ganz schnell eine Frage. Ich wollte eben meiner Freundin erzählen, was ich heute bei euch für tolle Wörter gelernt habe. Und da hatte ich sie einfach vergessen. Könnt ihr mir nochmal kurz sagen, welche Wörter das waren?"

Ada wendet sich möglichst allen Kindern im Wechsel zu. Sie bedankt sich und verabschiedet sich dann.

Wortmaterial (Antonyme bzw. Antonympaare): Glück/ Pech; Gewinner/ Verlierer
Fördereinheit 3 (Auszug), Woche 1

Interventionsplanung

benötigtes Material:

- Handpuppen Fliege Ada (langsames Sprechen) und Hase Batu (segmentierendes Sprechen)
- Schatzbeutel mit Bildkarten der neuen Wörter
- 12 x kleine Zettel
- 3 Würfel

- 3 Stifte
- Stoppuhr
- Steinchen für die Punkteverteilung
- 12–16 Erlebnisse des Maulwurfs, die mit *Glück* oder *Pech* bewertet werden können
- Sammelmappe
- 4 x Vorlage der neu gelernten Wörter (Bild + Schrift)
- 4 x Schreibvorlage mit 2 x 2 Linien für die Antonym-Paare
- 4 x Malvorlage des Hundes
- Stifte, Locher

Textausschnitt (entsprechend der Interventionsform modifiziert)

Noch immer hat der Maulwurf nicht herausgefunden, wer ihm auf den Kopf gemacht hat.

Bei den Tieren hatte er bisher nur Pech gehabt. Niemand war dabei, der ihm helfen konnte. So viel Pech und kein bisschen Glück; das macht den Maulwurf ganz traurig. Da trifft er auf zwei dicke schwarze Fliegen: „Na du siehst aber gar nicht gut aus, lieber Maulwurf", sagen die zwei. „Ist ja auch kein Wunder bei dem ganzen Pech. Niemand, der mir Glück bringt. Nicht mal das Schwein hat mir Glück gebracht. Auch da hatte ich nur Pech!" „Glück – Pech – Glück – Pech…, was redest du denn da?" „Mir hat jemand auf den Kopf gemacht. So ein Pech. Aber ich dachte ich habe Glück und finde heraus, wer es war. Hab ich aber leider nicht. Jetzt habe ich so langsam keine Lust mehr!" Schon fast ein wenig beleidigt dreht sich der Maulwurf um: „Na, na, na, jetzt wart doch erstmal ab. Vielleicht bringen wir dir ja Glück und es ist vorbei mit dem vielen Pech." Mit Schwung summen die zwei Fliegen mitten auf den Kopf des Maulwurfs. „Du willst doch wohl nicht als Verlierer dastehen und den Übeltäter so davon kommen lassen. Der fühlt sich jetzt sicher wie ein Gewinner und ist stolz, dass er dir diesen stinkenden Haufen beschert hat." „Dann soll er doch der Gewinner sein, bin ich eben der Verlierer", brummt der Maulwurf. „Wir werden schon dafür sorgen, dass du noch zum Gewinner wirst und nicht der Verlierer bleibst", antworten die beiden und schnüffeln ganz fleißig am Haufen auf dem Kopf des Maulwurfs. „Ganz klar! Das war ein Hund. Sicher Hans-Heinrich, der Hund vom Bauern nebenan. Der ist doch sowieso ein Verlierer und bestimmt kein Gewinner. Dem kannst du es schnell zurückgeben, Maulwurf!" Und schon macht sich der Maulwurf auf den Weg. Jetzt ist er sich sicher: „Ich werde doch der Gewinner sein und Hans-Heinrich mach' ich zum Verlierer!" Siegessicher stolziert er hinüber zur Hundehütte und hüpft auf den Kopf des Hundes. Und pling – landet ein kleines schwarzes Würstchen direkt auf dem Hundekopf. Jawoll! Jetzt fühlt sich der Maulwurf wie ein richtiger Gewinner und geht dann zurück zu seinem Bau.

zeitlicher Ablauf:

1. Einstieg
2. Phonologische Elaboration
3. Semantische Elaboration
4. Handlungsvorbereitung I
5. Handlungsdurchführung I
6. Handlungsvorbereitung II
7. Handlungsdurchführung II
8. Abschlussritual

1. Einstieg

- Der Maulwurf und seine Geschichte Teil III.
- Vorlesen des dritten, modifizierten Textausschnittes

2. phonologische Elaboration

Batu holt den Schatzbeutel mit den Bildkarten hervor. Batu: „Ich habe euch heute vier Wörter für eure Sammelmappe mitgebracht. Die habe ich hier in unserem Schatzbeutel. Ada weiß auch noch nicht, welche Wörter es sind. Ich mache ein kleines Rätsel mit ihr."

Batu spricht das Wort *Glück* […] langsam vor. Ada muss das Wort erraten. Diesmal braucht Ada Hilfe von den Kindern. Sie kann die Wörter nicht herausfinden. Batu wendet sich eines der Kinder zu und fragt: „Kannst du Ada helfen? Hast du eine Ahnung, welches Wort wir suchen?"

Die Items *Pech*, *Gewinner* und *Verlierer* werden in gleicher Weise eingeführt. Dabei sollte versucht werden, immer ein anderes Kind anzusprechen.

Die Therapeutin ordnet die Bilder der Antonyme einander zu und legt die Paare für alle sichtbar getrennt voneinander auf den Tisch.

3. semantische Elaboration

Ada schaut verwundert auf den Tisch. Ada:„Sag mal, wieso legst du die Bilder denn jetzt so komisch dahin? Es liegen immer zwei zusammen!?"

Batu:„Das mache […] ich, weil die beiden Wörter in einer besonderen Beziehung zueinander stehen. Das eine Wort ist immer das genaue GEGENTEIL des anderen Wortes. Erinnerst du dich noch an den Maulwurf in der Geschichte? Der hatte am Anfang ziemlich viel *Pech*. Überall hat er gesucht, wer ihm auf den Kopf gemacht hat, aber niemand konnte ihm helfen."

Ada:„*Pech* hat man also, wenn einem nicht so schöne Dinge passieren? Zum Beispiel, wenn man nicht das findet, was man sucht oder wenn einem etwas herunterfällt und es kaputtgeht?"

Batu:„Genau, so kann man das beschreiben. *Glück* ist das genaue Gegenteil von *Pech*. Wenn man *Glück* hat, passieren einem tolle Dinge, die man manchmal vielleicht gar nicht erwartet hätte und über die man sich sehr freut."

Ada:„Ich hatte auch mal großes *Glück*. Da war ich viel zu spät in der Schule. Aber die Lehrerin, die kam auch zu spät und hat das gar nicht gemerkt. Da hab ich wirklich *Glück* gehabt."

Ada:„Jetzt muss ich aber mal überlegen.... wo kamen denn die anderen Wörter für unsere Sammelmappe in der Geschichte vor? Habt ihr eine Ahnung?"

Ada wendet sich den Kindern zu und versucht, sie in ein Gespräch zu verwickeln. Dabei soll gemeinsam herausgefunden werden, welche Rolle die Wörter *Gewinner* und *Verlierer* in der Geschichte spielen und was sie bedeuten. Die Kinder können auch selbst erzählen, ob sie sich schon mal als *Gewinner* oder *Verlierer* gefühlt haben [...].

Bei Schwierigkeiten werden die Kinder von Batu unterstützt:

„Kennst [...] du noch den Maulwurf, der in der Geschichte vorkam?"
„Kannst du dir vorstellen, was es bedeutet *Gewinner* oder *Verlierer* zu sein?"
„Hast du dich auch schon mal so gefühlt?"
„Kannst du uns davon erzählen?"

4. Handlungsvorbereitung I

Es finden sich drei Kinder zusammen. Das vierte Kind ist der Schiedsrichter. Sie setzen sich gemeinsam an einen Tisch. Jeder erhält Würfel, Stift und Zettel.

Die Therapeutin erklärt das Spiel:

„Bei *Start* geht es los. Ihr würfelt so oft es geht hintereinander. Bei jeder sechs, die ihr würfelt, macht ihr einen Strich auf eurem Zettel. Bei *Stopp* hört ihr auf, zu würfeln. Wer die meisten Striche gesammelt hat, ist der Gewinner. Der Schiedsrichter entscheidet, wer Gewinner und wer Verlierer ist. Jeder von euch darf einmal Schiedsrichter sein [...]."

5. Handlungsdurchführung I

Der Schiedsrichter stoppt eine halbe Minute lang die Zeit und beendet dann die Runde. Er zählt die Punkte der Spieler und entscheidet:

Wer ist Gewinner? Wer ist Verlierer?

Bei Schwierigkeiten werden die Kinder von der Therapeutin unterstützt:

> „Wie ist das Spiel ausgegangen?"
> „Kannst du uns sagen, wer der Gewinner und wer der Verlierer ist?"

6. Handlungsvorbereitung II

Alle setzen sich in einen Kreis. Die Therapeutin erklärt das Spiel:

> „Ich lese euch nun Dinge vor, die der Maulwurf [...] erlebt hat. Nach jedem Erlebnis, das ich euch vorlese, sollt ihr entscheiden: *Hatte er Glück? Oder hatte er Pech?* Sobald ihr es wisst, steht ihr schnell auf. Der Schnellste von euch gibt mir die Antwort. Wenn sie richtig ist, bekommt er einen Punkt. Das Kind mit den meisten Punkten ist der Gewinner des Spiels."

7. Handlungsdurchführung II

Die Therapeutin beginnt, die verschiedenen Erlebnisse des Maulwurfs vorzulesen. Beispiel:

> *Als ich letzte Woche aus meinem Bau kriechen wollte, kam ich nicht heraus. Ausgerechnet auf meinem Ausgang hatte jemand sein Auto abgestellt.*

Es wird versucht, darauf zu achten, dass alle Kinder an die Reihe kommen. Ist ein Kind immer das Schnellste, kann es beispielsweise für eine Runde aussetzen, damit die anderen Kinder auch eine Chance bekommen. Bei Verständnisschwierigkeiten schildert die Therapeutin das Erlebnis etwas genauer.

8. Abschlussritual

Die Therapeutin überreicht jedem Kind seine Sammelmappe. Die Kinder erhalten jeweils eine Vorlage der neu gelernten Wörter. Diese werden auf ein Blatt geschrieben und dürfen in die Sammelmappe eingeheftet werden.

Die Kinder bekommen die Vorlage des Hundes aus der Geschichte. Sie dürfen sie ausmalen und damit ihre Sammelmappe verschönern. Oder sie stellen die Vorlage der letzten Therapieeinheit fertig. Währenddessen kommt die Handpuppe Ada nochmal vorbei.

Ada: „Kinder, ich hab nur ganz schnell eine Frage. Ich wollte eben meiner Freundin erzählen, was ich heute bei euch für tolle Wörter gelernt hab'. Und da hatte ich sie einfach vergessen. Könnt ihr mir nochmal kurz sagen, welche Wörter das waren?"

Ada wendet sich möglichst allen Kindern im Wechsel zu. Sie bedankt sich und verabschiedet sich dann wieder.

5 Evaluation von Interventionen

5.1 Evidenzbasierte Medizin (EbM), Evidenzbasierte Praxis (EbP) und Evaluation

Wenn man sich mit gezielter sprachspezifischer Förderung und Therapie befasst, stellt sich die Frage der Effektivität und Effizienz einer Maßnahme unweigerlich. Insbesondere in Berufen des Gesundheitssystems ist die Notwendigkeit zur Evidenzbasierung unumstritten. Therapeutische, aber auch pädagogische Berufsgruppen mussten in den letzten Jahren zunehmend Konzepte zur Qualitätssicherung in den jeweiligen beruflichen Kontexten entwickeln und umsetzen. Das zentrale Anliegen all dieser Konzepte besteht im Nachweis der Effektivität und Effizienz des eigenen therapeutischen und pädagogischen Handelns. Die Berufsgruppen haben dabei ein hohes Interesse am Nachweis der Wirksamkeit von Therapien, Maßnahmen, Programmen und Interventionen, vor allem um die PatientInnen bzw. KlientInnen, die Angehörigen und sich selbst zufriedenzustellen. Aber auch der Kostenträger, der den finanziellen Rahmen von Therapien, Maßnahmen, Programmen und Interventionen stellt und verantwortet, hat ein Interesse an Evidenz, auch wenn dieses vor allem monetärer Art ist. Die wichtigste Interessengruppe für Evidenz ist jedoch die der PatientInnen bzw. KlientInnen (s.u.). Diese haben in erster Linie Interesse am Erfolg der angewendeten Methode, des vorgeschlagenen Trainings, der geplanten Vorgehensweise oder Therapie.

Doch was bedeutet „Evidenz"? Der Begriff stammt aus dem Englischen („evidence"), bedeutet in seiner Übersetzung „Beweis", „Beleg" oder auch „Nachweis" und wurde ursprünglich von der Medizin eingeführt. In der Evidenzbasierten Medizin (EbM) bezieht sich der Begriff „auf wissenschaftlich gewonnene Erkenntnisse insbesondere über:

- die Wirksamkeit oder Unwirksamkeit von Therapieformen, -dosierungen bzw. des Therapiemanagements,
- die Zuverlässigkeit (Reliabilität) bzw. Gültigkeit (Validität) von Tests und Assessments für Diagnosen oder Screenings,
- die Kosten-Nutzen-Relation von verschiedenen Therapieformen" (Beushausen 2009: 11).

Zur Überprüfung der Wirksamkeit einer therapeutischen Maßnahme oder Intervention werden verschiedene Studientypen herangezogen, „die sich in ihrem methodischen Aufbau erheblich voneinander unterscheiden" (ebd.). Auf Grund der Unterschiede im methodischen Aufbau werden den Studientypen Stufen zugewiesen, wobei Stufe eins für die höchste oder beste Evidenz steht, Stufe vier für die niedrigste oder geringste Evidenz (sogenannte *Evidenz-hierarchie*). Folgende Studientypen können im Wesentlichen unterschieden werden:

Ia: Wenigstens ein systematischer Review auf der Basis methodisch hochwertiger kontrollierter Studien; Meta-Analyse randomisiert-kontrollierter Therapiestudien (RCT).

Ib: Wenigstens eine ausreichend große, methodisch hochwertige Studie (randomisiert und kontrolliert).

IIa: Wenigstens eine hochwertige Studie ohne Randomisierung.

IIb: Wenigstens eine hochwertige Studie eines anderen Typs – quasi-experimentelle Studie.

III: Mehr als eine methodisch hochwertige nicht-experimentelle Studie, z.B. Fallstudien (deskriptive/ beschreibende Studien).

IV: Meinungen und Überzeugungen von angesehenen Autoritäten (aus klinischer Erfahrung); Expertenkommissionen.

Aus der Güte der Evidenz wird in der Konsequenz eine Empfehlung für die Praxis abgeleitet, die von einer starken Empfehlung (Empfehlungsgrad A) bis hin zu einer schwachen Empfehlung (Empfehlungsgrad C) reichen kann (vgl. Beushausen 2009: 11).

Da in der therapeutischen Praxis, insbesondere mit Blick auf die nicht-ärztlichen Gesundheitsberufe verhältnismäßig kleine Fallzahlen für bestimmte Störungsbilder, Symptome oder Syndrome vorkommen (z.B. weil diese selten sind – Beispiel Mutismus) und da therapeutische Interventionen in diesem Kontext zeitlich recht umfangreich sind (eine Kurzzeitintervention umfasst mindestens vier Wochen á 45 Minuten pro Therapieeinheit/ TE, eine reguläre therapeutische Intervention umfasst in der Regel 10 TE, eine Langzeitintervention erstreckt sich über Monate oder sogar Jahre), lassen sich RCTs in nicht-ärztlichen Gesundheitsberufen häufig nur schwer und unter größtem personellem sowie finanziellem Aufwand realisieren. Eine 1:1-Übertragung der o.g. EbM-Evidenzhierarchien auf nicht-medizinische therapeutische Interventionen, wie sie z.B. PsychologInnen, SprachtherapeutInnen, PhysiotherapeutInnen etc. durchführen sowie ein objektiver Erkenntnisgewinn daraus ist fraglich. Da Evidenz jedoch auch für nicht-medizinische therapeutische Interventionen von immenser Bedeutung ist – nicht zuletzt mit Blick auf die o.g. Interessengruppen für Evidenz – wurde es in der Vergangenheit notwendig, die Evidenzkriterien hinsichtlich der Machbarkeit entsprechend zu modifizieren. Die Evidenzbasierte Praxis (EbP) entstand. Was ist darunter zu verstehen?

Evidenzbasierung bedeutet in der Praxis die Integration der individuellen Expertise und bestmöglicher externer Evidenz aus der systematischen Forschung. Die Evidenzbasierte Praxis (EbP) ist folglich ein strukturiertes Vorgehen zur Erkenntnisgewinnung. Das systematische Vorgehen in der EbP orientiert sich dabei an folgenden Schritten (vgl. „5-Punkte-Plan" Beushausen, 2005):

- eine Fragestellung formulieren
- Recherchen vornehmen
- Studien zur Kenntnis nehmen und deren Validität überprüfen
- das eigene Handeln an die aktuell beste Evidenz anpassen und
- dieses Handeln wiederum evaluieren.

Gängige Modelle zur EbP unterscheiden stets drei Evidenzebenen: die externe, die interne und die soziale Evidenz (vgl. Beushausen, 2016). Evidenzbasiert arbeitende SprachtherapeutInnen, LogopädInnen, klinische LinguistInnen, PatholinguistInnen etc. kombinieren bei ihren therapeutischen Entscheidungen auf der Grundlage ihres Fach-, Methoden- und Handlungswissens sowie ihrer klinischen Erfahrung (interne Evidenz) die aktuell besten Ergebnisse (sprachtherapeutischer/ logopädischer) Forschung (externe Evidenz) mit den Bedürfnissen und Präferenzen des Patienten bzw. Klienten und seiner Familie (soziale Evidenz). Dabei greifen die drei genannten Bereiche ineinander (vgl. ebd.), die Schnittstelle bildet die Evidenzbasierte Praxis (EbP):

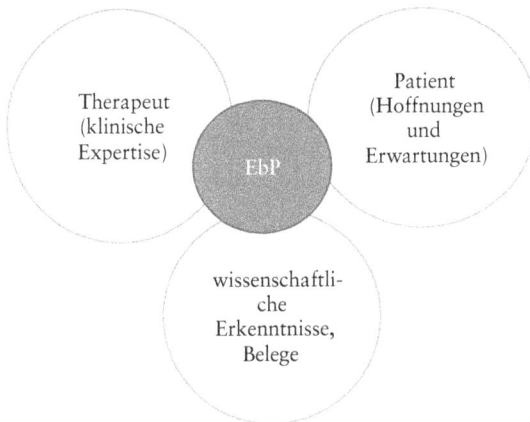

Übertragen auf den pädagogischen Bereich im Hinblick auf Förderung in Abgrenzung zu Therapie (s.o.) ergäbe sich die pädagogische oder sonderpädagogische Expertise und Professionalität der Fachkraft bzw. des Praktikers (interne Evidenz), die Werte, Wünsche und Bedarfe eines Schülers bzw. deren Erziehungsberechtigten (soziale Evidenz) sowie die bestmögliche externe Evidenz aus qualitativ (!) hochwertigen empirischen Studien (vgl. Grosche, 2017). Ziel dabei ist es, die bestmögliche Maßnahme bzw. Intervention zu finden und diese fortlaufend auf ihre Wirksamkeit hin zu überprüfen.

Der Patient bzw. Klient oder auch der Schüler ist in diesem Modell dabei zentral (s. auch ICF-Orientierung). Durch die TherapeutInnen und (Förder) PädagogInnen gilt es diejenige Evidenz zu finden, die für den Patienten bzw. Klienten bedeutungsvoll ist (vgl. Beushausen, 2014). Dazu bedient er/ sie sich des sogenannten *Clinical Reasonings*. Das Clinical Reasoning (CR) umfasst Denkvorgänge und Entscheidungsprozesse eines Therapeuten, die vor, während und nach einer Therapie vollzogen werden (vgl. Klemme & Siegmann, 2014). Das Ziel des CR besteht darin, Zusammenhänge und Hintergründe des klinischen Problems gemeinsam mit dem Patienten bzw. Klienten zu erkennen und zu verstehen, um für den Behandlungserfolg die günstigsten und zielführendsten Maßnahmen zu bestimmen. Prozedurales Reasoning in der Sprachtherapie/ Logopädie beinhaltet dabei wissenschaftlich-analytisches Denken, die Anwendung von Fach- und beruflichem Erfahrungswissen sowie den Einbezug von Studien, Leitlinien und Standards in der Anwendung von EbP (vgl. Beushausen, 2016). Liegen nun mehrere Evidenzen vor, muss im Einzelfall entscheiden werden, was angewendet werden soll (vgl. ebd.). Übertragen auf den (förder)pädagogischen Kontext stellen Blumenthal & Mahlau (2015) einen möglichen Ablauf des evidenzbasierten (klinischen) Entscheidungsprozesses (EbCR) vor, der aus folgenden Schritten besteht (vgl. Blumenthal & Mahlau, 2015):

1. Identifizieren des Problems
2. Fragestellung und Zielformulierung
3. Zusammentragen von Evidenzhinweisen
4. externe Evidenz (mit Recherche in der Literatur, Datenbanken etc. unter Bewertung und mit Bildung einer Rangfolge vor dem Hintergrund der sozialen Evidenz und internen Evidenz)
5. Entscheidung für eine Maßnahme
6. Anwendung der Maßnahme
7. Evaluation (mit der Beantwortung der Frage der Wirksamkeit oder Unwirksamkeit).

Über das CR hinaus gilt es die drei o.g. Bereiche (externe, interne und soziale Evidenz) miteinander zu verknüpfen. Das methodische Vorgehen bei der Suche nach Evidenz folgt dabei dem sogenannten *PICO-Schema*, das zur Präzisierung von Fragestellungen herangezogen werden kann und dessen Akronym für folgende Inhalte steht (vgl. Beushausen, 2016):

(P) Patient bzw. Klient
(I) Intervention bzw. mögliche Intervention
(C) Vergleichsintervention (Comparison)
(O) Ergebnis der Intervention (Outcome).

Instrumente, die im methodischen Prozess zur Anwendung kommen und z.b. die Suche unterstützen, sind sogenannte *Fachdatenbanken*, wie z.b. COCHRANE, PubMed, Medline, speechBITE etc., wobei diese eine unterschiedliche fachliche Ausrichtung besitzen. Die Fachdatenbanken enthalten unter methodischen Aspekten betrachtet sowohl Studien mit quantitativem Forschungsdesign als auch Metanalysen, systematische Reviews bzw. Übersichtsarbeiten (z.b. COCHRANE DARE, ASHA´s evidence maps) sowie Studien mit qualitativem Forschungsdesign oder aber in Kombination aus beiden Forschungsmethoden. Tools für die Bewertung systematischer Reviews sind u.a. CASP (Critical Appraisal Skills Programme; vgl. https://www.casp-uk.net) sowie AMSTAR (Assessing the Methodological Quality of Systematic Reviews; vgl. Shea et al., 2007). Das Spektrum der Bewertungsinstrumente für Metaanalysen und systematische Reviews ist inzwischen sehr breit. Sind die für ein bestimmtes Thema relevanten Studien nicht Teil von Metaanalysen oder durch systematische Reviews zusammengefasst, kann eine Bewertung entlang der o.g. EbM-Hierarchie sowie unter kriteriengeleiteter Formulierung von Ein- und Ausschlusskriterien erfolgen. Weitere Hilfe für die Einordnung und Bewertung von (sprachtherapeutischen) Studien bieten folgende Skalen: die Single Case Experimental Design-Skala/ SCED-Skala (vgl. Tate et al., 2008) und die PEDro-Skala, die insbesondere zur Beurteilung der Qualität von Einzelfallstudien und kontrollierten Einzelfallstudien herangezogen werden können.

Ein aktueller Ansatz, der beide Perspektiven verbindet – die der EbM und die der EbP – definiert Evidenzhierarchien neu und gewichtet quantitative und qualitative Studien gleichermaßen; betrachtet diese demnach als gleichwertig (vgl. Tomlin & Borgetto, 2011). Kern des Ansatzes ist die Annahme, dass die Methodenwahl maßgeblich von der Forschungsfrage abhängt. Das neue Konzept ist damit ein breiter Rahmen, der Forschung, evidenzbasierte Praxis und Clinical Reasoning verbindet.

Da das methodische Vorgehen der EbP und der Erkenntnisgewinn daraus in der Regel mit einem enormen zeitlichen Aufwand verbunden ist, stellen sogenannte *Leitlinien* eine gute Möglichkeit für PrakterInnen dar, sich einen schnellen Überblick über den aktuellen Stand der Forschung zu verschaffen. Leitlinien sind systematisch entwickelte Handlungsempfehlungen, die Ärzte, TherapeutInnen und PatientInnen bzw. KlientInnen bei der Entscheidungsfindung über die angemessene Behandlung bzw. Intervention unterstützen. Ihnen ist es so möglich, einen schnellen Zugriff auf den aktuellen Stand der Wissenschaft, z.B. in Diagnostik und Therapie zu erlangen. Die AWMF (Arbeitsgemeinschaft der Wissenschaftlichen Medizinischen Fachgesellschaften) ist in Deutschland die Institution, die Leitlinien federführend veröffentlicht und deren Überarbeitung in regelmäßigen Abständen im Blick behält (zur systematischen Leitlinienentwicklung und methodischen Überprüfung s. DELBI).

TherapeutInnen können Evidenzen selbstverständlich nicht nur verstehen, sondern diese selbst auch anwenden und/ oder schaffen. Die Überprüfung von eingesetzten Interventionen und eigenen Maßnahmen führt zur Thematik der Evaluation. Denn prinzipiell können jegliche Maßnahmen zum Gegenstand von Evaluation werden:

• Verfahren, Methoden, Techniken
• Therapieprozesse
• Programme/ Projekte
• Strukturen/ Systeme
• Personen
• Produkte
• Zielvorgaben
• Forschungsergebnisse/ Evaluationsstudien.

Evaluation wird dabei verstanden als Prozess des systematischen Sammelns und Analysierens von Daten und Informationen mit dem Ziel, an Kriterien orientierte Bewertungsurteile zu ermöglichen, die begründet und nachvollziehbar sind. Evaluation ist damit eine datengestützte Bewertung (vgl. Kempfert & Rolff 2005: 11). Kern der systematischen Evaluationsforschung ist weiterführend die empirische Analyse der Wirksamkeit oder auch Unwirksamkeit einer Maßnahme auf dem Hintergrund konkreter Kriterien, die überprüft werden können. Je nach Gegenstand und Fragestellung bieten sich folgende Evaluationsformen an: (1) die Prozessevaluation, (2) die Ergebnisevaluation (3) sowie die Impact Evaluation. Die Prozessevaluation oder formative Evaluation umfasst die systematische Erfassung des gesamten Prozesses (Prozessdaten) während der Durchführung einer Intervention (vgl. Beushausen 2016: 63; vgl. Bortz & Döring 2006: 726). Die Ergebnisevaluation (Outcome Evaluation oder summative Evaluation) beinhaltet die Überprüfung, ob erwartete Effekte im Anschluss an eine Intervention eingetreten sind (vgl. ebd.). Die Impact Evaluation erfasst Interventionseffekte, die über die erwarteten Effekte (nicht erwartete Ergebnisdaten) hinausgehen, z.B. Transfereffekte (vgl. ebd.). Evaluationen sind damit wesentlicher Bestandteil der Qualitätssicherung, die die Ebenen der Struktur, der Prozesse und Ergebnisse erfasst.

5.2 Zur aktuellen Kritik an der EbP

Sowohl in den Therapiewissenschaften als auch in der Förder- bzw. Sonderpädagogik wird der Rückgriff auf die EbP oder auch eine evidenzbasierte Pädagogik von KriterInnen nicht grundsätzlich in Frage gestellt (vgl. Hartke et al., 2017). Bestritten wird hingegen der Ertrag empirisch-pädagogischer Forschung für ein wirksames pädagogisches Handeln (vgl. ebd.; vgl. Ahrbeck et al., 2016). Dabei stehen vor allem folgende Argumente im Mittelpunkt: 1. Mit dem Konzept der EbP gehe eine Reduktion des Gegenstandsbereiches der Pädagogik auf das Messbare einher, was zu einem Verlust an zweckfreier humaner Zielorientierung führe und zudem Themen, wie z.b. der Umgang mit sozialer Benachteiligung in den Hintergrund treten lasse (vgl. ebd.). 2. Die mit der EbP einhergehenden Reduktionen würden Erkenntnisse über erwartungswidrige bzw. individuelle Fälle und den Umgang damit ausschließen (vgl. ebd.). 3. Der fokussierte Ansatz der EbP würde dazu führen, dass Inhalte aus der geisteswissenschaftlichen und kritischen Pädagogik vor allem aus der Ausbildung von Lehrkräften ausgeschlossen werden (vgl. ebd.). 4. Das Konzept der Evidenzbasierung berücksichtige Probleme empirischer Studien hinsichtlich externer und ökologischer Validität nur ungenügend. Da förderpädagogische und therapeutische Situationen häufig äußerst komplex sind sowie aus einem Mehrebenengefüge von Wirkfaktoren und Interaktionen bestehen, seien Übertragungen auf ähnliche Situationen nicht zwingend gewährleistet (vgl. ebd.). 5. ForscherInnen, die dem Konzept der EbP folgen, würden erhebliche finanzielle Mittel dafür benötigen und machten sich damit von sog. Drittmittelgebern abhängig, die damit über ein mächtiges Steuerungsinstrument der Erziehungs-, Bildungs- und Therapiewissenschaften verfügen (vgl. ebd.). Darüber hinaus besteht vor allem in den Erziehungs- und Bildungswissenschaften die Sorge, dass sich die Pädagogik auf Grund der Verwendung anderer Begriffe und Methoden zur Erschließung eines Forschungsgegenstandes, einer Fragestellung selbst abschaffe (vgl. ebd.; vgl. Ellinger). 6. Schließlich würde mit dem Konzept der EbP ein Verlust des Kerns pädagogischen Handelns und Denkens einhergehen, da Hermeneutik als Wissenschaftsmethode, die in den Geisteswissenshaften unabdingbar ist, kaum eine Rolle im Konzept der EbP spiele (vgl. ebd.). Die Diskussion von Daten und Studienergebnissen würde damit verflachen (vgl. ebd.).

5.3 Evidenzbasierung in der Diskussion: Chancen und Grenzen in förderpädagogischen und therapeutischen Kontexten

Stellt man das Für und Wider evidenzbasierten Vorgehens in den Mittelpunkt der Betrachtung, ergeben sich für förderpädagogische und therapeutische Kontexte sowohl Vorteile als auch Nachteile (vgl. u.a. Ahrbeck, 2016).

So besteht die pädagogische als auch die therapeutische Wirklichkeit nicht selten aus komplexen Problemlagen, Störungsbildern etc., denen durch Fokussierung auf den Einzelfall mit Hilfe des CR bzw. EbCR (s. Punkt 5.1) adäquater begegnet werden könnte (Einzelfallorientierung). Andererseits erzeugt evidenzbasiertes Vorgehen Handlungssicherheit in der Praxis auf Grund der Orientierung an empirisch bewährten Maßnahmen bzw. Interventionen selbst auf die Gefahr hin, dass komplexe Problemlagen, Störungsbilder etc. nicht vollständig erfasst werden.

Darüber hinaus ist es in beiden Kontexten notwendig breit interpretativ und reflexiv im Hinblick auf die Zielgruppen (SchülerInnen, KlientInnen bzw. PatientInnen) zu arbeiten. Eine Verdrängung nicht-empirisch arbeitender (Förder)PädagogInnen und TherapeutInnen aus den Bildungs- und Therapiewissenschaften wäre für die Zielgruppen, deren Wünsche und Bedürfnisse fatal (vgl. ebd.). Vielmehr gilt es hier die Methodenvielfalt zu wahren, um das beste Ergebnis für den jeweiligen Menschen zu erreichen.

Schließlich gilt es, die jeweilige Förder- oder Therapiesituation umfassend zu berücksichtigen, da sich Entwicklungen und Veränderungen stets in sozialen Kontexten vollziehen (vgl. ebd.). So kann die EbP für den Umgang mit komplexen oder schwierigen Problemlagen in Förder- und Therapiesituationen nur bedingt Hilfen bereitstellen.

5.4 Evaluation von rezeptions- und produktionsorientierten Interventionen für zweisprachige Kinder im Vorschul- und Grundschulalter – Beispiele

Untersuchungen zu Förder- und Therapieinterventionen sind bezüglich Planung, Durchführung und Auswertung unter Berücksichtigung von Lern-/Trainings-, Förder- bzw. Therapie- und Langzeiteffekten sehr zeit- und kostenaufwendig. Deshalb liegen lediglich für eine kleine Zahl der in Kapitel 2 vorgestellten Förderprogramme und therapeutischen Ansätze Evaluationsergebnisse vor. Zu den therapeutischen Interventionen, für die Evaluationsergebnisse vorliegen, zählen der *Wortschatzsammler* und *Wortschatzfinder* (vgl. Motsch, 2012). Beide therapeutische Konzepte wurden zunächst für Vorschulkinder entwickelt und evaluiert, wobei es sich vor allem um einsprachige Kinder handelte. In einer randomisierten und kontrollierten Studie untersuchten Motsch & Ulrich (2012) 82 Kinder im durchschnittlichen Alter von 4 Jahren, die verblindet zwei Untersuchungsgruppen bzw. Experimentalgruppen (EG 1 und EG 2) sowie einer Kontrollgruppe (KG zugewiesen wurden. Die Verteilung auf die verschiedenen Interventionsformen stellte sich wie folgt dar:

EG 1: N = 27 Kinder (Wortschatzsammler)
EG 2: N = 28 Kinder (Wortschatzfinder)
KG: N = 27 (unspezifische Wortschatzförderung in der KiTa)

Die Kinder der EG 1 und EG 2 erhielten 13 Therapieeinheiten (TE) im jeweiligen Format über den Zeitraum von fünf Wochen mit einer Frequenz von 3 x pro Woche (hochfrequent) für jeweils 30 Minuten. Ergänzt wurde die jeweilige Intervention durch eine Elternberatung (1–2 Termine). Um die Effekte der jeweiligen Intervention zu erfassen, wurde standardisierte Wortschatzdiagnostik in einem prä-post-Test-Design eingesetzt (Testzeitpunkte T1 und T2).

Dabei fand die Diagnostik direkt im Anschluss an die Intervention (T2) statt, um den Therapieeffekt zu erfassen sowie sechs Monate und ein Jahr nach der Intervention, um Langzeiteffekte zu erfassen. Die Ergebnisse zeigen, dass sich alle Kinder signifikant in expressiven und rezeptiven Wortschatzleistungen verbesserten, dass es jedoch eine Überlegenheit der Strategietherapie (*Wortschatzsammler*) hinsichtlich besserer Generalisierungseffekte und nachhaltigerer Therapieeffekte auf geübtes Material gab. Dennoch profitierten nicht alle Kinder in der EG 1 und EG 2 vom jeweiligen Therapieformat. Es bleibt die Frage nach dem Warum. Eine mögliche Begründung könnte in der Modalität des jeweiligen Formates liegen. Ist der *Wortschatzsammler* ein produktionsorientiertes Therapieformat, da das Kind als Voraussetzung für dessen Einsatz Fragen stellen können muss (z.b. zu Eigenschaften oder zur Funktion von Gegenständen, Handlungen etc.), so ist der *Wortschatzfinder* durch die semantisch-phonologische Elaboration des Therapeuten/ der Therapeutin eher ein rezeptionsorientiertes Therapieformat. In diesem Zusammenhang gilt es aktuell, den Parameter „Kind" besser zu untersuchen, um eine Entscheidungshilfe in der Praxis für die Therapie hinsichtlich Passung des einen oder anderen Formates zu erhalten. Erste Pilotstudien in diesem Kontext wurden bereits durchgeführt (vgl. Leuchtner, 2017). Darüber hinaus wurde das Therapiekonzept *Wortschatzsammler* von einer Einzel- auf Gruppensituationen übertragen und evaluiert (vgl. Motsch et al., 2016, 2018).

Ein weiteres Konzept, für das sowohl als Einzel- als auch Gruppenformat Evaluationsergebnisse vorliegen, ist das in Kapitel 4 vorgestellte Förder- und Therapiekonzept für zweisprachige Vorschul- und Grundschulkinder (s. Kapitel 4). Auch für dieses Konzept wurden Lern- bzw. Trainingseffekte sowie Förder- und Therapieeffekte ermittelt. Langzeiteffekte konnten im Rahmen der in Kapitel 4 berichteten Fall- und Gruppenstudien nicht erhoben werden, da sich nicht alle Kinder der jeweiligen Kohorten nach sechs Monaten noch in der Einrichtung befanden. Die Daten dieser kontrollierten Fall- und Gruppenstudien wurden über einen größeren Zeitraum zusammengetragen und ausgewertet (s.u.). Dabei werden zunächst die Ergebnisse der Evaluation für die Gruppenformate im Vorschulalter im Vergleich (Förderung) und anschließend für die Einzelsituation (Therapie) vorgestellt. Analog erfolgt im Anschluss die Darstellung für die Kinder im Grundschulalter.

Vergleicht man die Vorschulkinder aller Gruppenformate (s. Punkte 4.2 bis 4.5), wobei die Kinder in der Gruppe, die das semantisch-phonologische Elaborationsförderformat erhielten als Vergleichsgruppe herangezogen wurden, ergibt sich folgendes Bild: Der durchschnittliche prozentuale Wert (gerundet) im jeweiligen Förderformat aus der PDSS (vgl. Kauschke & Siegmüller, 2010) und aus der Qualitativen Wortliste/ QL (zur Ermittlung des Fördereffektes) lässt sich über alle Kinder für das polysemorientierte Förderformat (POF) mit 36%, das antonymorientierte Förderformat (ANF) mit 16%, das assoziationsorientierte Förderformat (ASF) mit 11% und für das semantisch-phonologisch orientierte Förderformat (ELF) mit 28% angeben (s. Tab. 1). Die Kinder, die das polysemorientierte Förderformat erhielten, profitierten demnach am stärksten von der sprachspezifischen Förderung, gefolgt von den Kindern, die die semantisch-phonologische Elaboration erhielten, gefolgt vom antonymorientierten sprachspezifischen Förderformat. Das Schlusslicht bildete das assoziationsorientierte Format.

Vergleicht man die Ergebnisse der Gruppenformate (vgl. Meyerhoff, 2013; vgl. Schwahn, 2013; vgl. Schellberg, 2012; vgl. Schoenmakers, 2012) mit denen der Einzelsituation im jeweiligen Format (vgl. Dembski & Sander, 2013; vgl. Lothmann, 2012; vgl. Westhoff, 2013) für die Vorschulkinder hinsichtlich der prozentualen Zuwächse in der PDSS (vgl. Kauschke & Siegmüller, 2010) und in der Qualitativen Liste/ QL (zur Ermittlung des Förder- und Therapieeffektes) zeigt sich, dass die Kinder im polysemorientierten Einzelformat am stärksten von der Intervention profitierten, gefolgt von den Kindern im antonymorientierten Einzelformat, assoziationsorientierten Einzelformat und schließlich von den Kindern, die mit der semantisch-phonologischen Elaboration gefördert wurden (s. Tab. 2). Auch zeigt der Vergleich der Gruppenformate mit den Einzelformaten diejenigen Bereiche auf, in denen die Unterschiede am deutlichsten sind. Signifikanzen lassen sich belegen in der PDSS (vgl. Kauschke & Siegmüller, 2010) für den Subtest Pronomen sowie in der QL gesamt (s. Tab. 3). Der Subtest Pronomen ist insofern interessant, als diesbezüglich keine explizite Förderung stattgefunden hat, während die QL gesamt auch Trainingswörter enthielt. Der Trainings- bzw. Lerneffekt dürfte hier zur Signifikanz geführt haben.

Vergleicht man anknüpfend die Grundschulkinder aller Gruppenformate (s. Punkte 4.2 bis 4.5), wobei die Kinder in der Gruppe, die das semantisch-phonologische Elaborationsförderformat erhielten als Vergleichsgruppe herangezogen wurden, ergibt sich folgendes Bild: Der durchschnittliche prozentuale Wert (gerundet) im jeweiligen Förderformat aus dem WWT 6–10 expressiv (vgl. Glück, 2011) und aus der Qualitativen Wortliste/ QL (Fördereffekt) lässt sich über alle Kinder für das polysemorientierte Förderformat mit 30%, das antonymorientierte Förderformat mit 91%, das assoziationsorientierte Förderformat mit 64% und das semantisch-phonologisch orientierte Förderformat mit 76% angeben (s. Tab. 4).

Vergleicht man die Ergebnisse der Gruppenformate der Grundschulkinder (vgl. Mark, 2012; vgl. Müller, 2013; vgl. Schrieber, 2013; vgl. Zelinski, 2012) mit denen der Einzelsituation der Kinder im Grundschulalter (vgl. Arnold, 2010; vgl. Gawel, 2010; vgl. Kellner & Korthaus-Johann, 2010) hinsichtlich der prozentualen Zuwächse im WWT 6–10 expressiv (vgl. Glück, 2011) und in der QL (Förder- und Therapieeffekt) zeigt sich, dass die Kinder in der Einzelsituation im polysemorientierten Format am stärksten von der

Intervention profitierten, gefolgt von den Kindern im antonym- und assoziationsorientierten Einzelformat und schließlich von den Kindern, die mit der semantisch-phonologischen Elaboration gefördert wurden (s. Tab. 5). Auch zeigt der Vergleich der Gruppenformate mit den Einzelformaten diejenigen Bereiche auf, in denen die Unterschiede am deutlichsten sind. Signifikanzen lassen sich belegen für den WWT expressiv und rezeptiv (vgl. Glück, 2011) in der deutschen Version sowie in der QL gesamt und der QL hinsichtlich des Trainings- bzw. Lerneffektes (s. Tab. 6). Die Signifikanzen in diesen Bereichen sind nicht überraschend, da 7–10-Jährige bereits sehr gut explizite sprachliche Strukturen in einer Intervention verstehen und anwenden können. Darüber hinaus belegt die Signifikanz in der QL hinsichtlich des Trainings- bzw. Lerneffektes, dass das Üben von bekannten Wörtern sehr effektiv war. Betrachtet man schließlich die Ergebnisse für die Einzelsituation (Therapie) der 7–10-Jährigen differenziert, zeigen sich in fast allen Formaten Signifikanzen für den WWT expressiv und rezeptiv (vgl. Glück, 2011) in der deutschen und türkischen Version (s. Tab. 7). Die Ergebnisse legen nahe, dass in der Einzelsituation sprachliche Strukturen besser verstanden und angewendet werden können als in einer Gruppensituation (s.u.).

Die Ergebnisse der vergleichenden 32 Förderstudien für das Vorschul- und Grundschulalter im Gruppenformat belegen (s.o.), dass die formulierten Annahmen nicht vollumfänglich bestätigt werden können (s. Punkt 4.2). Die Kinder der Experimentalgruppen, die eine sprachspezifische Fördermaßnahme mit dem Fokus auf Polysemen, Antonymen und Assoziationen erhielten, zeigten nicht konsequent höhere Lernzuwächse gegenüber den Kindern der Kontrollgruppe. Zwar profitierten die Kinder des polysem-, antonym- und assoziationsorientierten Förderformates stark, jedoch wirkt sich die Vermittlung sprachstruktureller Merkmale nicht im erwarteten Umfang aus. Die ermittelten Ergebnisse stehen dabei im Widerspruch zu den Ergebnissen der Einzelförderung (s. Tab. 2 und Tab. 5). Kritisch ist an dieser Stelle die Vergleichbarkeit zu bewerten. Während jeweils vier Kinder dem jeweiligen Gruppenförderformat angehörten, waren es in der Einzelsituation pro Format fünf Kinder. Da alle Einzel- und Gruppenformate produktiv orientierte Formate darstellen und zu Lernzuwächsen führten, lässt sich insgesamt ein Vorteil von produktionsorientierten Formaten für zweisprachige Kinder ableiten.

Wie lassen sich die Ergebnisse für beide Formate (Gruppen- vs. Einzelformat) erklären? Zunächst kann festgestellt werden, dass nicht alle zweisprachigen Kinder vom Angebot sprachstruktureller Merkmale in der Zweitsprache *Deutsch* zu profitieren scheinen, obwohl ein vergleichbarer Sprachkontakt mit der Zweitsprache vorlag (s. Punkte 4.2 bis 4.5). Dieses Ergebnis spricht gegen bisherige Erkenntnisse (u.a. Nicoladis, 2008). An dieser Stelle muss folglich die Frage gestellt werden: Welche Kinder profitieren von welchem Förderformat und welche diagnostischen Instrumente könnten eingesetzt werden, um eine sichere Erkennung und Zuordnung im Sinne einer effektiven und effizienten Förderung zu gewährleisten? Die Frage des geeigneten Förderformates muss dabei vor allem auf der Basis von Spracherwerbsmodellen beantwortet werden, die den Erst- und Zweitspracherwerb als Prozess der Annäherung der Herkunftssprache an die Zielsprache verstehen sowie die sprachlichen Zwischenzustände (Interimsprache) genau beschreiben und analysieren. Auch scheint das Gruppenformat ungünstiger für die Vermittlung sprachspezifischer Merkmale als das Einzelformat. Eine Verbesserung der Adressierung wäre eine mögliche Konsequenz. Diese könnte dadurch erreicht werden, dass bei jedem Kind der Kleingruppe eine Überprüfung der erarbeiteten Zielstruktur zeitnah und kleinschrittig, z.B. am Stundenende erfolgt. Weiterhin könnte der Grad der didaktischen Anforderungen für jedes Kind der Kleingruppe differenziert gestaltet werden. Relativierend ist anzumerken, dass die Anzahl der Kinder für die einzelnen Förderformate insgesamt recht klein ist, was v.a. dem zeitlichen Aufwand der Durchführung von Förder- und Therapiestudien geschuldet ist (s.o.).

Darüber hinaus muss kritisch bewertet werden, dass der Einsatz der PDSS (vgl. Kauschke & Siegmüller, 2010) in der Eingangsdiagnostik (T1) zur Absicherung der Diagnose *SLI* auf Grund fehlender Normwerte für Kinder, die älter als 6;11 Jahre sind, nur bedingt sinnvoll ist. Ein alternatives, standardisiertes Diagnoseinstrument, das für eine Eingangsdiagnostik neben dem WWT 6–10 (GLÜCK, 2011) als Kernuntersuchungsinstrument geeignet wäre, lag zum Erhebungszeitpunkt leider nicht vor. Ähnlich kritisch sind die Ergebnisse des SON-R 2 ½-7 (vgl. Tellegen et al., 2007) zu hinterfragen. Auffällig ist, dass die in den Subtests erzielten Punktwerte für viele Kinder insgesamt niedrig ausgefallen sind, wodurch ein kleineres Referenzalter abgebildet wird. Als Erklärung dafür kann angeführt werden, dass vermutlich die Aufgabenstellung nur bedingt nachvollzogen werden konnte. Eine Intelligenzbeeinträchtigung wie es die Ergebnisse vermuten lassen, liegt mit hoher Wahrscheinlichkeit nicht vor, was die SchülerInnenakten für die jeweiligen SchülerInnen bestätigen.

Um die aufgezeigten Problemlagen aufklären zu können, bedarf es dringend weiterer Forschung. Interessant wäre unter anderem der Vergleich zwischen Kindern, die eine allgemeine sprachliche Bildung erhalten, Kinder mit Sprachförderung und sprachspezifischer Förderung (s. auch Kap. 2). Auch wenn gilt, dass Sprachfördermaßnahmen (ob unspezifisch oder spezifisch) keinen Ersatz für Sprachtherapie darstellen (vgl. Bunse & Hoffschildt 2011: 155), kann die Kombination von sprachspezifischen Fördermaßnahmen und Methoden aus der Sprachtherapie/ Logopädie *eine* mögliche Form darstellen, um den Herausforderungen, die Unterricht, Förderung und Therapie in inklusiven Kontexten bedeuten, besser gerecht zu werden.

5.5 Ausblick: Implementationsforschung als Voraussetzung für eine evidenzbasierte förderpädagogische und therapeutische Praxis

Trotz der aufgezeigten Kritikpunkte (s. Punkt 5.2; s. Punkt 5.3) scheint das Konzept der EbP brauchbar, wenn die Komplexität von Entscheidungen vor allem in pädagogischen Handlungsfeldern berücksichtigt wird (vgl. Kuhl et al., 2017). In der Evidenzforschung im Hinblick auf die EbP geht es nicht darum, die Evidenzhierarchien der EbM 1:1 zu übernehmen, das heißt, Ergebnisse von hochgradig kontrollierten Studien (RCT-Studien) als Evidenzquelle für die EbP mit den Argumenten der (Ab)Sicherung der Aussagekraft der Ergebnisse und letztlich der Qualität zu übernehmen. Vielmehr müssen in der anwendungsorientierten Forschung Handlungsempfehlungen der kontrollierten Studien im Feld untersucht werden (vgl. ebd.) nicht zuletzt, auch weil Probanden- bzw. Gruppengrößen von RCTs in therapeutischen Studien kaum erreicht werden können (Dauer des Therapieprozesses oder einer Förderung für einen Patienten bzw. Klienten), Erscheinungsbilder häufig äußerst komplex sind (Syndrome oder Symptome sich über mehrere Entwicklungsbereiche erstrecken) und es stets eines individuellen Zugangs bedarf, oder auch weil gewonnene Befunde unter Praxisbedingungen – also im Feld – sich nicht replizieren lassen. Folglich bleibt „die Frage offen, welche Ergebnisse von wissenschaftlichen Studien nutzbringend in der Praxis angewendet werden können und wie die Qualität in der Schule [im Prozess einer Förderung oder Therapie] konkret verbessert werden kann (vgl. Fend, 2008)" (Kuhn et al. 2017: 388). Dieser Frage geht systematisch die Implementationsforschung nach, deren Ziel es im Bildungs- und Gesundheitssektor ist, „die Qualität von Bildung [und Gesundheit, z.B. hinsichtlich Förderung und Therapie] durch die Einführung und gleichzeitige wissenschaftliche Überprüfung von neuen bzw. modifizierten Praktiken sicherzustellen und zu verbessern" (ebd.). Beispielsweise geht es auf der Ebene des Schulsystems um die Frage, welche Interventionen und Rahmenbedingungen das bestehende System verbessern können oder mit Blick auf die Umsetzung von Inklusion, welches Konzept mit welchen Rahmenbedingungen die besten Ergebnisse, z.B. hinsichtlich Partizipation liefert (vgl. Gebhardt, 2015; vgl. ebd.). Entscheidungen zur Veränderung des Bildungs- und Gesundheitssystems sowie zur Einführung neuer Förder- oder Therapieinterventionen sollten neben der normativen Begründung stets auch eine empirische Grundlage haben (vgl. ebd.). Im Kern geht es dabei vor allem um eine erfolgreiche Implementation für die Praxis, wofür von Gräsel und Parchmann (2004) drei Schritte vorgeschlagen werden:

> „1. Die Wirksamkeit der Implementation muss mit mindestens einer echten Kontrollgruppe erforscht werden.

2. Die Veränderungen und Anpassungen der Implementation in der Praxis müssen theoretisch und empirisch geprüft werden.
3. Ein Wirksamkeitsnachweis der Implementation erfolgt mit neuen Handlungsspielräumen und wird auch in verschiedenen Kontexten überprüft" (Kuhn et al. 2017: 389).

Die Autorengruppe Kuhn et al. (2017) schlägt vor allem im Hinblick auf Schule und Förderkontexte ein Kreismodell für die Erforschung der EbP vor, in welchem wesentlich Schritte aus der EbP, Evidenzforschung sowie Implementationsforschung enthalten sind:

„1. Im ersten Schritt geht es um die theoretische Konzeption des Förderkonzepts oder der Maßnahme.
2. Im zweiten Schritt findet eine formative Evaluation statt [s. auch Punkt 5.1], und die Wirksamkeit wird durch eine summative Pilotierung und weitere Studien im Vorfeld ermittelt.
3. Der dritte Schritt umfasst den Aspekt der Kontrolle und beinhaltet, dass auch andere Forschergruppen und andere Studiendesigns zu ähnlichen Ergebnissen kommen. Mit diesen Schritten wäre zwar die die generelle Wirksamkeit geklärt, nicht jedoch die verschiedenen Möglichkeiten des Einsatzes in der Praxis.
4. Im vierten Schritt ist daher zu fragen, wie in den unterschiedlichen Studien und der allgemeinen Praxis das Förderkonzept durchgeführt wird.
5. Der fünfte Schritt beinhaltet die Frage, welche Adaptionen theoriekonform sind und welche Einflussfaktoren einen positiven oder negativen Einfluss auf die Wirksamkeit haben.
6. Der sechste Schritt ist die empirische Prüfung der im Schritt 5 aufgestellten Hypothesen" (Kuhn et al. 2017: 390).

Bleibt zu hoffen, dass das Kreismodell für Förderkontexte neben dem EbP-Vorgehen für Therapiekontexte die Lücke zwischen quantitativ und qualitativ empirischer Forschung einerseits und der Erforschung der Adaption im Feld (Implementationsforschung) schließt.

6 Zweisprachigkeit als weitgehend ungenutzte Ressource bei sprachspezifischen Interventionen?

6.1 Einleitung

Zweisprachigkeit als ungenutzte Ressource wird in der aktuellen Diskussion vor allem vor dem Hintergrund externer Faktoren thematisiert.

So weist Buschmann (2016) auf die Elternpartizipation als bisher weitgehend ungenutztes Potential in der Elternarbeit hin. Folgt man der Autorin fehlt den meisten Sprachfördermaßnahmen die intensive und systematische Zusammenarbeit mit Eltern sowie deren aktiver Einbezug in die sprachliche Förderung der Kinder (vgl. Buschmann 2016: 364). Betrachtet man den Spracherwerb unter sozial-kommunikativen Aspekten sind Eltern und andere Bezugspersonen des Kindes wichtige Inputgeber für dessen Spracherwerb, steuern durch Triangulierung (gemeinsamer Aufmerksamkeitsfokus von Kind und Eltern auf ein Objekt etc.), haben eine sprachliche Vorbildfunktion (wichtig für Aspekte des Imitationslernens beim Spracherwerb) und verbringen nicht zuletzt die meiste Zeit mit dem Kind. Dass eine Zusammenarbeit mit Eltern sehr erfolgreich sein kann, konnte Buschmann (2011) in einer randomisiert kontrollierten Studie (RCT-Studie) zum „Heidelberger Elterntraining zur frühen Sprachförderung" bereits 2011 nachweisen. Dieses Potential der aktiven Elternbeteiligung bleibt jedoch weitgehend ungenutzt, unabhängig davon, ob es sich um die Sprachförderung von ein- oder mehrsprachigen Kindern handelt (vgl. Buschmann 2016: 365). Dieses Faktum ist insofern interessant, als in den vergangenen Jahren bundesweit zahlreiche Initiativen gestartet wurden, um Kinder beim Erwerb der deutschen Sprache zu unterstützen (vgl. Buschmann 2016: 364). In diesem Kontext sind zunächst Sprachförderprogramme entstanden, mit denen die Altersgruppen der Vorschul- und Schulkinder beim Erwerb formalsprachlicher Strukturen unterstützt wurden. Die Erfolge dieser Maßnahmen stellten sich jedoch wider Erwarten nicht ein (ebd.). Auch der Vergleich linguistisch fundierter Förderkonzepte mit einer unspezifischen sprachlichen Förderung, die im Kindergarten regulär stattfindet, zeigte keinen spezifischen Vorteil der Übungsprogramme für Kindern mit Förderbedarf (vgl. u. a. Hofman et al., 2008; Sachse et al., 2012).

Andere Projekte hingegen, wie z.B. das Bundesprojekt „Sprach-Kitas: Weil Sprache der Schlüssel zur Welt ist", haben die Elternarbeit und deren Bedeutung für den Spracherwerb der Kinder in den Blick genommen (vgl. Bundesministerium für Familie, Senioren, Frauen und Jugend, 2018). Ein Schwerpunkt liegt dabei auf zwei- bzw. mehrsprachigen Familien. Mit diesem Programm fördert das Bundesfamilienministerium alltagsintegrierte sprachliche Bildung als festen Bestandteil in der Kindertagesbetreuung, was ein wichtiger Schritt zu mehr Chancengleichheit bedeutet (vgl. ebd.). In zahlreichen Studien im angloamerikanischen Sprachraum konnte in den vergangenen Jahren mit gleichbleibendem Ergebnis gezeigt werden, dass zwei- bzw. mehrsprachige Kinder, Jugendliche und junge Erwachsene hinter ihren einsprachigen Altersgenossen hinsichtlich höherer bildungssprachlicher Fähigkeiten/ Kompetenzen zurückbleiben und dass die Erwerbslücke um so größer wird, je höher das Bildungsniveau wird (vgl. Fry, 2007; vgl. Rumberger, 2007; vgl. McNeil et al., 2008). Dieser Aspekt ist mit Blick auf die Zukunft von immenser Bedeutung, da sowohl einsprachige als auch zweisprachige Jugendliche und junge Erwachsene in der Zukunft über die Fähigkeit verfügen müssen, die Skills zu entwickeln, die aktuell am Arbeitsmarkt nachgefragt werden, um langfristig einsetzbar zu sein: Learnability als Skill der Zukunft, intrinsische Motivation und Lernwillen als Voraussetzungen für deren Entwicklung.

Sprache ist der Schlüssel zur Welt, denn durch sie treten Menschen mit Menschen in Kontakt, eignen sich Wissen an. Sprachliche Kompetenzen haben einen erheblichen Einfluss auf den weiteren Bildungsweg und den Einstieg ins Erwerbsleben. Nicht selten gibt es Brüche in den Bildungsbiographien von Kindern und Jugendlichen mit Förderbedarf (vgl. u.a. Klemm 2013: 21). Dies gilt besonders für Kinder aus bildungsbenachteiligten Familien und Familien mit Migrationshintergrund (vgl. Bundesministerium für Familie, Senioren, Frauen und Jugend, 2018). Das Bundesprogramm „Sprach-Kitas" richtet sich vor allem an Kitas, die von einem überdurchschnittlich hohen Anteil von Kindern mit besonderem sprachlichem Förderbedarf besucht werden. Die Schwerpunkte des Bundesprogramms „Sprach-Kitas" liegen dabei nicht nur auf der sprachlichen Bildung, sondern auch auf der Zusammenarbeit mit den Familien (vgl. auch Punkt 6.1) und auf der inklusiven Pädagogik. Die Sprach-Kitas erhalten im Bundesprogramm dabei eine doppelte Unterstützung: Die Kita-Teams werden durch zusätzliche Fachkräfte mit Expertise im Bereich *sprachliche Bildung* verstärkt, die direkt in der Kita tätig sind (vgl. Bundesministerium für Familie, Senioren, Frauen und Jugend, 2018). Diese beraten, begleiten und unterstützen die Kita-Teams bei der Weiterentwicklung der alltagsintegrierten sprachlichen Bildung. Zusätzlich unterstützt das Programm eine Fachberatung, die Fachkräfte innerhalb eines Verbundes von 10–15 Sprach-Kitas qualifiziert. Die Fachberatung arbeitet kontinuierlich prozessbegleitend und unterstützt damit die Qualitätsentwicklung in den Sprach-Kitas. Anbei ein Überblick über die drei Schwerunkte im Bundesprogramm „Sprach-Kitas" (vgl. Bundesministerium für Familie, Senioren, Frauen und Jugend, 2018):

- alltagsintegrierte sprachliche Bildung:

Unter diesem Begriff wird das Erlernen der Sprache in anregungsreichen Situationen verstanden, die der Lebens- und Erfahrungswelt der Kinder entstammen. Die Alltagsintegrierte sprachliche Bildung orientiert sich stets an den individuellen Kompetenzen und Interessen der Kinder und unterstützt aktiv den Spracherwerb. Dazu wird der gesamte Kita-Alltag genutzt, um die Kinder in ihrem Spracherwerb anzuregen und zu fördern (vgl. ebd.).

- Zusammenarbeit mit Familien:

Die Sprach-Kitas beraten die Eltern, wie sie zu Hause ein sprachanregendes Umfeld schaffen können, da sprachliche Bildung zunächst einmal durch die Eltern bzw. engen Bezugspersonen stattfindet (Elternberatung: Informationen/ Aufklärung zu sprachförderlichem Verhalten) (vgl. ebd.).

- inklusive Pädagogik:

Die Umsetzung einer inklusiven Pädagogik in der Kita soll Kinder und Erwachsene ermutigen, Vorurteile, Diskriminierung und Benachteiligung kritisch zu hinterfragen sowie eigene Gedanken und Gefühle zu artikulieren (vgl. ebd.). Gemeinsamkeiten und Stärken von Kindern gilt es damit Aufmerksamkeit zu schenken ebenso wie Vielfalt zu thematisieren und wertzuschätzen (vgl. ebd.).

Insbesondere der zuletzt genannte Punkt ist für die Zukunft interessant, da die Umsetzung von Inklusion bisher in Deutschland mäßig vorankommt. Es fehlt bisher ein einheitliches Konzept zur Umsetzung von Inklusion wohl auf Grund der föderalistischen Struktur (s.u.).

So belegt eine Studie von Klemm (2013), dass die Unterschiede bei der Inklusion zwischen den Bundesländern sehr groß sind. In Bremen besuchen 55,5 Prozent aller Förderschüler eine reguläre Schule, in Niedersachsen hingegen werden lediglich 11,1 Prozent der Förderschüler inklusiv unterrichtet (vgl. Klemm 2013: 5). Bedeutende Unterschiede bestehen ebenfalls darin, mit welcher Wahrscheinlichkeit ein Kind als förderbedürftig eingestuft wird (vgl. ebd.): In Mecklenburg-Vorpommern (10,9 %) haben anteilig mehr als doppelt so viele Schüler und Schülerinnen besonderen Förderbedarf wie in Rheinland-Pfalz oder in Niedersachsen (je 4,9 %). Uneinheitlich präsentieren sich die Schulsysteme auch bei der Bedeutung der Förderschulen: In Schleswig-Holstein werden lediglich 2,7 Prozent der Schüler separat unterrichtet – in

Mecklenburg-Vorpommern besuchen mit 7,6 Prozent anteilig fast dreimal so viele Kinder eine Förderschule (vgl. ebd.). Jedes Bundesland geht demnach anders mit Förderbedarfen von SchülerInnen und der entsprechenden Gestaltung des Schulsystems um (vgl. ebd.). Es fehlen daher offensichtlich nach wie vor ein gemeinsames Verständnis der Länder, inhaltliche Konzepte und bundesweite Standards (vgl. ebd.).

Lenkt man den Blick in den Elementarbereich, zeigt sich ein ähnliches Bild. So konnte eine Pilotstudie an fünf ausgewählten Kitas der Stadt Karlsruhe zeigen, dass die Umsetzung von Inklusion allgemein und am Beispiel von Sprachförderung in den untersuchten Kitas sehr unterschiedlich ist und dass notwendige Strukturen fehlen (vgl. Bischof, 2017).

Vergleicht man die Umsetzung von Inklusion in Deutschland mit der Umsetzung weltweit, wird deutlich, dass in vielen Ländern der Welt inklusive Einrichtungen der Normalfall sind (vgl. Grohnfeldt 2016: 63f.) Licandro hat 2014 darauf hingewiesen, dass beispielsweise in den USA 54 % der Speech-Language-Pathologists in Schulen tätig sind (vgl. Licandro 2014: 151). An dieser Stelle wird bereits deutlich, dass es für Deutschland auf Grund des Föderalismus keine allumfassende Lösung für alle Bundesländer geben kann, sondern nur verschiedene Antworten je nach dem regionalen Umfeld (vgl. Grohnfeldt 2016: 63). Grohnfeldt (2016) schreibt weiter dazu, dass eigentlich nur Varianten einer Grundidee realistisch sind und keine einheitliche, administrativ verordnete Art des Vorgehens (ebd.). Folgt man ihm weiter, sind folgende Merkmale auf dem Weg der Umsetzung von Inklusion zu beachten (vgl. Grohnfeldt 2015; Grohnfeldt 2016: 63f.):

- „Die organisatorischen und persönlichen Rahmenbedingungen müssen stimmen. Dabei sind die Erfolge in Modellversuchen nicht ohne weiteres auf den schulischen Alltag zu übertragen.
- Die Bereitstellung finanzieller Ressourcen muss langfristig erfolgen, nicht nur in der viel beachteten Anfangsphase.
- Realistisch sind Mischformen aus sonderpädagogischen Institutionen und inklusiver Beschulung je nach den regionalen Voraussetzungen. Dies ist teurer als das bisherige System, da Gelder für beide Richtungen anteilmäßig zur Verfügung gestellt werden müssen.
- Zwingend notwendig ist die Entwicklung didaktisch-methodischer Konzepte wie die einer ‚unterrichtsintegrierten Sprachtherapie' (Lüdtke, 2015). Dies betrifft die Kooperation mit der Regelschullehrerin (Lütje-Klose & Mehlem, 2015), aber auch eine notwendige Zusammenarbeit von Sprachheillehrerinnen und akademischen Sprachtherapeutinnen/ Logopädinnen. Alle beteiligten Berufsgruppen sind auf dieses Aufgabenfeld bisher nicht hinreichend vorbereitet. Es ist zu erwarten, dass sie

zusammen qualifizierter arbeiten können als alleine. Inklusion ist nur interdisziplinär [und interprofessionell] zu realisieren.
- Die genannten Maßnahmen müssen durch eine veränderte Ausbildung von Regelschullehrerinnen, Sprachheillehrerinnen und Sprachthera- peutinnen begleitet werden. Sonst ist kein langfristiger Erfolg zu erwar- ten. Es versteht sich, dass dabei Fortbildungsmaßnahmen für das bereits tätige Fachpersonal flankierend hinzutreten müssen. Hier ergibt sich eine wichtige Aufgabe für die Verbände dgs, dbs und dbl. "

Eine mögliche strukturelle Vorlage zur Umsetzung von Inklusion bietet das sogenannte RTI-Modell, das für *response to intervention* steht (vgl. Glück, 2012). Das RTI-Modell versteht sich als Mehrebenenmodell, in dem „nach dem Grundsatz ‚teach-test-teach' relativ ‚kleinräumig' erfasst [wird], welche Schüler auf das jeweilige Unterrichtsangebot mit Lernfortschritten reagiert haben (= responder) und welche nicht (= non responder)" (vgl. Glück 2012: 139). Da es immer aber auch Kinder gibt, „bei denen das Unterrichts- angebot nicht zum erwarteten Lernfortschritt geführt hat, werden Verände- rungen im Unterrichtsangebot und/ oder [bei] Unterstützungsmaßnahmen geplant" (ebd.). Die Unterstützungs- und Fördermaßnahmen können dabei auf den folgenden vier Ebenen angesiedelt sein, wobei für das Kind ein indi- vidueller sonderpädagogischer Förderplan von einem Sonderpädagogen/ einer Sonderpädagogin „verantwortet und in Förderkonferenzen unter Einbezie- hung auch der Eltern (s. auch Punkt 6.2) und [eventuell] anderen Fachperso- nen und -dienste erarbeitet [wird]." (Glück 2012: 141):

- RTI1: Intervention im Klassenzimmer durch allgemeine Lehrer
- RTI2: Kleingruppenangebote durch spezialisierte Lehrer/ (sprach)spezi- fisches Förderformat
- RTI3: Einzelunterstützung/ Therapieformat (Sprachtherapie)
- Sonderpädagogisches Bildungsangebot (z.B. sprachheilpädagogischer Unterricht [vgl. Reber & Schönauer-Schneider 2009])

Da sich die unterschiedlichen Interventionsmaßnahmen in einem Spannungs- bogen zwischen sprachlicher Bildung, Sprachförderung und Sprachtherapie befinden, liegt es auf der Hand, dass der Sonderpädagogin dann auch die konzeptuelle Koordination der Sprachförderung und Sprachtherapie obliegt (vgl. ebd.).

An dieser Stelle wird deutlich, dass das Mehrebenen-Modell der sprachbe- zogenen Förderung von Glück (2012) auf im System bereits vorhandene Kom- petenzen, Ressourcen und Strukturen zurückgreift (vgl. Glück 2012: 141):

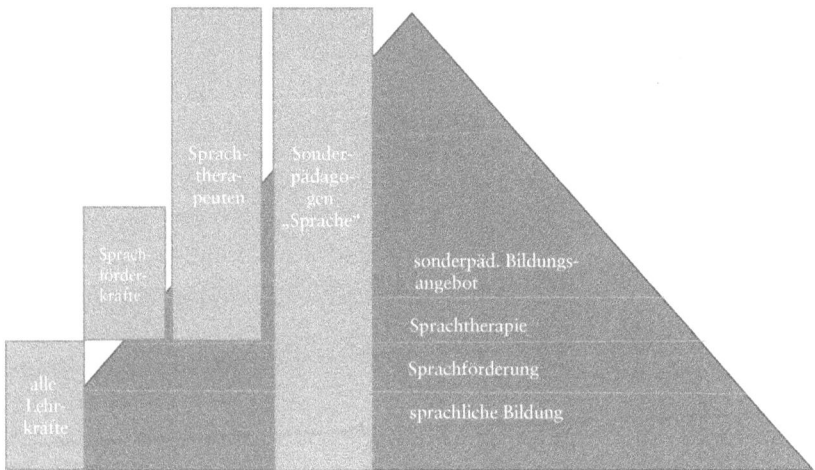

Dies ist auf mehreren Ebenen zwingend notwendig: (1) fachlich-kompe-
tenzorientiert, um sowohl im Bildungs- und als auch im Gesundheitsbereich
eine qualitativ hochwertige Ausbildung und Versorgung zu sichern, (2) struk-
turell/ administrativ und organisatorisch, um bereits vorhandene Systeme zu
nutzen, zu optimieren und zu erweitern sowie (3) finanziell, um Synergien
gezielt zu nutzen und damit nicht nur effektiv hochwertig zu arbeiten (s.o.),
sondern auch effizient.

Insbesondere die Nutzung der fachlichen Kompetenz der in aktuellen
Systemen tätigen Personen scheint nicht nur im Hinblick auf die Fach-
kräftediskussion und den sich in den nächsten Jahren weiter verstärkenden
Fachkräftemangel dringend geboten. So zeigt beispielsweise der Blick in die
Förderschule *Sprache* bzw. Sprachheilschule eine stark veränderte Schüler-
schaft (vgl. Dürner & Schöler, 2000).

Waren es früher vor allem stotternde Kinder und Jugendliche, die die Förderschule *Sprache* besuchten, sind es heute Kinder mit fordernden Erwerbsbedingungen, (Spezifischen) Spracherwerbsstörungen etc. (s. auch Kapitel
1). Da der Spracherwerb immer individuell verläuft bzw. durch eine inter-
individuelle Varianz bei jedem Kind gekennzeichnet ist (vgl. u. a. McGregor,
2004), von soziokulturellen Einflüssen zudem abhängig ist (Bedeutung des
Inputs beim Spracherwerb) sowie die Übergänge zwischen normalem, unbe-
einträchtigtem Spracherwerb, verzögertem, aber unauffälligem Spracherwerb
und verzögertem, auffälligem Spracherwerb mit (Spezifischen) Spracherwerbsstörungen häufig fließend sind, wird eine Abgrenzung deutlich erschwert
(vgl. Glück 2012: 133). Diese Abgrenzung, das heißt das Erkennen von
Merkmalen, Symptomen, fordernden Erwerbsbedingungen (z.B. im Kontext
einer Zweisprachigkeit) etc. ist jedoch notwendig, um einerseits die (bereits

vorhandenen) sprachlichen Fähigkeiten von Kindern zu nutzen, weiterzuentwickeln und optimieren, andererseits aber auch um zu erkennen, wann eine echte sprachtherapeutische Versorgung notwendig ist und sprachspezifische Förderung, Sprachförderung oder sprachliche Bildung allein für die sprachliche Entwicklung nicht ausreichen (s. auch Kapitel 2).

Begleitet werden die genannten Problematiken häufig zusätzlich von Lern- und Verhaltensauffälligkeiten. Ein komplexes Bedingungsgefüge also, das keine einfache Kasuistik erlaubt (vgl. Glück 2012: 133). Für das (diagnostische) Erkennen folgt daraus ein dimensionales Modell, das sich von der normativen Bestimmung eines kategorialen Modells löst und sich auf eine differenzierte Beschreibung von Problem- und Bedingungslagen konzentriert (vgl. Glück 2012: 134). Diagnostisches Handeln ist also immer differenziert und aufgabenbezogen zu betrachten und bedeutet im dimensionalen Modell (vgl. Glück 2012: 138):

- Feststellung des Lern- und Erwerbsstandes (Bestimmung der Lernausgangslage als Basis für lernstandsangemessene Förderangebote)
- wiederholte Feststellung des Lern- und Erwerbsstandes zur Evaluation
- Abschätzung von Entwicklungsrisiken (z.B. Präventionsmaßnahmen im Hinblick auf LRS)
- Prognose über die weitere Entwicklung unter Berücksichtigung individueller Stärken und Schwächen, stützender und hemmender Einflüsse aus dem Umfeld (sozial, schulisch) zur Abschätzung des Unterstützungsbedarfs.

Es liegt auf der Hand, dass sich das Aufgabenspektrum pädagogischen und sonderpädagogischen Handelns deutlich verändert hat. Im Hinblick auf die Fachkräftediskussion kann dies aber auch eine Chance bedeuten, die „Zwei-Institutionen-Theorie" abzulösen durch die „Zwei-Gruppen-Theorie" sowie die in den Systemen bereits vorhandene fachliche Kompetenz effektiv, effizient und synergetisch zu nutzen. Eine Zusammenarbeit der Akteure ist zwingend notwendig und unabdingbar, wenn die Umsetzung von Inklusion in Deutschland nicht zusätzlich durch die föderalistische Grundstruktur erschwert werden soll, ungleiche Bildungschancen zwischen den Bundesländern entstehen dürfen etc. So ist in Deutschland zwar ausdrücklich ein gesetzlich geregelter, individueller Anspruch vorhanden – im Regelfall der Zugang zu einer allgemeinen Schule mit gemeinsamem Unterricht und inklusiver Beschulung, jedoch setzen lediglich Hamburg, Bremen und Thüringen diesen bisher um (vgl. Mißling & Ückert 2014: 28). In den übrigen Bundesländern ist dies nicht gegeben; es fehlen ausdrückliche (klare) gesetzliche Bestimmungen (vgl. ebd.). Im Kern bedeutet das, dass die Regelschule Vorrang vor dem Unterricht in der Förderschule hat und dass das Staatliche Schulamt über den Lernort des Kindes entscheidet, jedoch wiederum auf der Grundlage der Empfehlung eines sonderpädagogischen Gutachtens.

Die bisherigen Ausführungen zeigen, dass Inklusion in der Umsetzung in Deutschland nach wie vor eine große Herausforderung bedeutet, bei der die Bildungs- und Gesundheitssektoren fachlich, strukturell/ administrativ, organisatorisch und finanziell zusammenarbeiten, wenn nicht sogar interagieren müssen (Schnittstellenproblematik vor allem an den Sektorengrenzen). So konstatiert auch Grohnfeldt (vgl. 2016: 64f.), dass es Verbündete in der Regelschulpädagogik und Sprachtherapie braucht, denn alleine sei der Weg der Umsetzung von Inklusion in Deutschland nicht zu schaffen; zu Inklusion gehören immer mehrere [Akteure] (vgl. ebd.).

6.2 Die Bedeutung der Eltern bzw. engen Bezugspersonen für sprachspezifische Interventionen

Eltern oder enge Bezugspersonen sind von immenser Bedeutung für den Spracherwerb ein- und zweisprachiger Kinder und damit für die Seite des Inputs umfänglich verantwortlich. Kinder sollen erkennen lernen, dass man Sprache nutzen kann, um über etwas zu sprechen, das nicht da bzw. präsent ist, dass Sprache ein Ausdrucksmittel ist (z.b. um Gefühlen Ausdruck zu verleihen), dass man über Sprache Kontakt zu anderen Menschen aufnehmen kann (Sprache als Kommunikationsmittel) und nicht zuletzt, dass man mit Sprache handeln und die Intentionen anderer Menschen verstehen kann (Sprache als Handlungsinstrument). All das sind wichtige Funktionen, die es im Spracherwerb zu erfahren, zu erlernen bzw. aktiv zu erwerben gilt. Daneben lernen Kinder zwei Aspekte im Spracherwerb: 1. Was Sprache überhaupt ist und 2. eine konkrete Sprache mit ihrem Struktursystem, z.B. Deutsch, Englisch etc. Eltern oder enge Bezugspersonen dienen dabei als sprachliche Vorbilder. Besonders zwischen dem 9. und 36. Lebensmonat, der sensiblen Phase des Spracherwerbs zeigen Kinder großes Interesse am sprachlichen Angebot, das es seitens der Eltern oder engen Bezugspersonen aktiv zu gestalten gilt (vgl. Brügge et al., 2013).

Zum sozialen Rahmen und dessen Gestaltung im Spracherwerb gibt es in der Spracherwerbsforschung unterschiedliche Ansichten, die von Input-bezogenen, assoziationistischen Konzepten bis hin zu sozial-pragmatischen Konzepten reichen. Im erst genannten Ansatz, zu dessen Vertreter Smith et al. (2000) gehören, besteht die grundsätzliche Annahme darin, dass es eine Beziehung zwischen Laut und Referent gibt, die anfänglich mittels Assoziation hergestellt wird. Der Input spielt hier also eine nicht unerhebliche Rolle. Sozial-pragmatische Konzepte, zu deren VertreterInnen u. a. Nelson (1988), Tomasello (1998, 2000), Bloom (2000) und Hirsh-Pasek et al. (2000) gehören, können gut das Wortlernen bzw. den Wortschatzerwerb erklären. So geht Tomasello (1998, 2000) davon aus, dass die Beziehung zwischen Laut und Referent vom Kind dadurch hergestellt wird, dass die Erwachsenen entsprechende Hinweisreize auf den Referenten geben. Dies erfolgt in der Regel durch sogenannte „intentionale cues", wie z.b. durch die Blickrichtung, die Kopfposition, Mimik und Handlung. Bloom (2000) hingegen geht davon aus, dass für die Herstellung der Beziehung zwischen Laut und Referent nicht die Ausrichtung des Kindes auf die Intention des Erwachsenen bedeutsam ist, sondern das, was es *selbst* für relevant hält (s. auch Punkt 6.4). Dies ist ein bedeutender Unterschied. Nelson (1988) folgend wird Sprache in vertrauten, gut verständlichen Ereignisroutinen erworben, während Hirsh-Pasek et al. (2000) annehmen, dass spezifische „cues" (Hinweise) in verschiedenen Phasen der Entwicklung wirksam sind. Sind es in den frühen Phasen des Spracherwerbs vor allem perzeptuelle und prosodische cues, sind später soziale cues von Bedeutung. Der zuletzt genannte Ansatz vereinigt damit alle Aspekte der zuvor genannten Ansätze. Alle Ansätze haben jedoch gemeinsam, dass diese an der Erklärung von Grammatik scheitern, da der Erwerb komplexer grammatischer Strukturen nicht durch bloßes Imitations- und Modelllernen aus der Interaktion heraus möglich ist. Deshalb sind in den letzten Jahren vor allem sozial-pragmatische Ansätze von der Spracherwerbsforschung in den Fokus genommen worden. Diese Ansätze gehen mit Blick auf den Erwerb des semantisch-lexikalischen Systems davon aus, dass Kinder keine spezifischen linguistischen „constraints" benötigen, um neue Wörter zu erwerben (vgl. Tomasello, 2000). Vielmehr benötigen sie flexible, starke sozial-kognitive Fähigkeiten, die ihnen erlauben die Intentionen anderer breit in interaktiven Situationen bzw. Handlungsgefügen zu verstehen. Diese Situationen beinhalten viele uneindeutige bzw. unspezifische Kontexte, in denen keine intentionale Vermittlung neuer Wörter stattfindet und in denen der Referent, auf den Bezug genommen wird, perzeptuell nicht vorhanden und damit für das Kind auch nicht wahrnehmbar ist. Vielmehr scheint der Erwerb des semantisch-lexikalischen Systems durch kulturelles Lernen geprägt zu sein, durch welches das Kind die Intentionen der Eltern oder engen Bezugspersonen auf Dinge zu erkennen versucht (vgl. ebd.).

Eltern oder enge Bezugspersonen verbringen im Vergleich zu Bildungseinrichtungen etc. zudem viel Zeit mit dem Kind (vgl. Bender-Körber & Hochlehnert, 2006; vgl. Rodrian, 2009), auch wenn sich der Anteil der gemeinsamen Zeit von Eltern und Kind im familiären Kontext, z.b. auf Grund der Erwerbstätigkeit beider Elternteile in den letzten Jahren stark verändert haben dürfte. Der Schlüssel zum Spracherwerb liegt also hier – bei den Eltern oder engen Bezugspersonen als Ressource für sprachspezifische Interventionen, wie z.b. sprachlichen Bildungsangeboten, als Unterstützung in der Sprachförderung, sprachspezifischen Förderung oder auch in der Sprachtherapie (s. auch Kapitel 2). Bedeutend scheint, dass eine bestmögliche Passung zwischen den sprachlichen Fähigkeiten eines Kindes und dem sprachlichen Angebot erfolgt (vgl. u. a. Grimm, 1999; vgl. Ritterfeld, 2005). Die primäre Bezugsperson des Kindes unterstützt den Spracherwerb dabei aktiv, indem kommunikativ anregende Kontexte geschaffen werden, Eltern oder enge Bezugspersonen ihre Sprache an die Fähigkeiten und den Entwicklungsstand des Kindes anpassen (sogenannte *intuitive elterliche Didaktik*) und zudem Techniken zum Einsatz kommen, die Informationen über die Regelmäßigkeiten der Sprachstruktur übermitteln (vgl. Grimm, 1999). Die spezifische Elternsprache kann dabei durch folgende Merkmale beschrieben werden (vgl. Kannengieser 2012: 28):

- langsames, deutliches Sprechen
- starke Betonungen
- durchschnittlich höhere Stimmlage
- melodische Intonation
- kommunikative Mitteilungen per Intonationsmuster
- ritualisierte Ansprachen und verbal begleitete Interaktionsmuster
- häufiger und ausgeprägter Einsatz von Gesten
- gehäuftes Vorkommen appellativer Sprechakte, wie z.B. Lob, Verbot
- bevorzugte Referenz auf Gegenwärtiges und enge thematische Begrenzung
- häufige Wiederholung von Wörtern
- Verwendung eines umgrenzten Wortschatzes
- Verwendung kurzer und wenig komplexer Sätze
- hoher Anteil an Frage- und Aufforderungssätzen

Die angewendeten Techniken (s.o.) bzw. Sprachlehrstrategien werden im weitesten Sinn in drei Phasen eingeteilt und sind den Eltern oder engen Bezugspersonen nicht bewusst – daher der Begriff der elterlichen Didaktik. Die Phasen lassen sich als Ammensprache, stützende Sprache und lehrende Sprache kennzeichnen (vgl. Rodrian, 2009).

Die Ammensprache wird etwa bis zum ersten Lebensjahr angewandt und lässt sich durch folgende Merkmale charakterisieren: erhöhte Sprechstimme, variationsreiche Intonation (vgl. Kannengieser 2012: 28), Verwendung einfacher Sätze mit S-P-O-Struktur und eines kindgerechten Wortschatzes, Vermeidung von Funktionsverbgefügen sowie häufiges Stellen von Fragen (vgl. Grimm, 1999). Das Kind erfasst in dieser Phase die Lautstruktur, Laute sowie prosodische Merkmale der Muttersprache (vgl. Wahn, 2013; vgl. Rupp, 2013).

Die stützende Sprache wird etwa im zweiten Lebensjahr angewandt und dient dem Aufbau des semantisch-lexikalischen Systems. Es finden erste sprachliche Dialoge im gemeinsamen Aufmerksamkeitsfokus zwischen Kind und den Eltern bzw. engen Bezugspersonen statt (vgl. Möller & Spreen-Rauscher, 2009). Diese Phase ist vor allem wortschatzorientiert. Bezeichnungen für Objekte und Handlungen werden durch die Eltern oder engen Bezugspersonen eingeführt und die Aufmerksamkeit des Kindes dafür geweckt

(Objektbenennung im triangulären Blickkontakt). Neue Wörter werden in der Regel in einem kurzen Satz angeboten, stark betont und hochfrequent wiederholt, um dem Kind die Erfassung, Verarbeitung und Speicherung im semantisch-lexikalischen System zu ermöglichen (vgl. u. a. Buschmann, 2009). Im dritten Lebensjahr unterstützt die lehrende Sprache den Aufbau der Grammatik (vgl. Kannengieser 2012: 28). Dabei erfolgen modellartige Äußerungen, Erweiterungen der kindlichen Äußerung, Reformulierungen, das heißt Wiederholen der kindlichen Äußerung mit anderer grammatischer Struktur und es werden sprachanregende Fragen gestellt (vgl. ebd.). Dazu verändern die Eltern oder engen Bezugspersonen ihre Sprache und setzen spezifische Sprachlehrstrategien ein. So werden längere Äußerungen verwendet, die Anzahl der Nominalphrasen in einer Äußerung nimmt zu. Zudem werden „Ja/ Nein-Fragen" eingesetzt, um die Aufmerksamkeit auf Modal- bzw. Hilfswerben zu lenken (vgl. Grimm, 1999). Auch der vermehrte Einsatz von W-Fragen soll dem Kind Informationen über die Grammatik liefern (vgl. Rupp, 2013). Der Dialog zwischen Eltern bzw. engen Bezugspersonen und Kind ist insgesamt jedoch nicht sprachlehr- und lernorientiert. Vielmehr steht der sozial kommunikative Austausch im Vordergrund (vgl. Grimm, 1999).

Die Beteiligung der Eltern an Interventionen wird in der Fachliteratur als *Elternarbeit* bezeichnet (vgl. Möller & Spreen-Rauscher, 2009). Unter dem Begriff der Elternarbeit werden sämtliche Maßnahmen der Zusammenarbeit mit den Eltern bzw. engen Bezugspersonen verstanden, die für präventive Zwecke, für die Verbesserung sprachlicher Auffälligkeiten oder im Rahmen der Therapie bei kindlichen Störungsbildern eingesetzt werden (vgl. Schneider & Lüdemann, 2006). Hierzu zählen die Elterninformation, Elternberatung, Eltern-Ko-Therapie, das Elterntraining sowie das Elterncoaching. Jede dieser Formen der Zusammenarbeit mit Eltern kann allein oder in Kombination zur störungsbezogenen Bewältigung eingesetzt werden (vgl. Möller & Spreen-Rauscher, 2009).

Leider werden Eltern und enge Bezugspersonen als wertvolle Ressource im Rahmen sprachspezifischer Interventionen noch zu wenig (in aktive Elternarbeit) eingebunden, wie eine kürzlich abgeschlossene Bachelorarbeit belegt (vgl. Hässig, 2018). Ausgehend von der Leitfrage „Gelingt es Logopädinnen und Logopäden, Eltern für die sprachtherapeutische Intervention zu begeistern und sie aktiv zu integrieren?" (Hässig 2018: 23) wurden folgende zwei Hypothesen mit Hilfe eines Fragebogens, der sich an logopädische/ sprachtherapeutischen Praxen richtete, untersucht: „1. Die aktive Integration der Eltern in die sprachtherapeutische Intervention gelingt nicht. 2. Eltern sehen die Verantwortung zur Verbesserung der Sprachauffälligkeiten lediglich bei externen Stellen" (ebd.). Der Rücklauf zu N = 255 versendeten Fragebögen betrug N = 145 und damit ca. 57%.

Die Ergebnisse belegen eindrücklich, wobei Mehrfachnennungen im Fragenbogen möglich waren, dass 76% der Eltern angeben, dass sie sich für die Inhalte der Therapie begeistern lassen (vgl. Hässig 2018: 39). Weitere 24% geben an, sich zumindest teilweise begeistern zu lassen (vgl. ebd.). Dennoch scheint es für die Eltern sehr schwer zu sein, die Begeisterung in ihren Alltag einzubeziehen. Hässig (2018) schreibt: „Ein Großteil der befragten Eltern hat im Alltag nur teilweise Zeit, sich mit der Sprachstörung ihres Kindes zu beschäftigen. Daraus resultiert, dass die zeitlichen Ressourcen bei einem Großteil der Eltern nicht immer gewährleistet werden können. Es erscheint schwierig, sich kontinuierlich mit der Sprachstörung des Kindes zu befassen und es bestmöglich zu unterstützen." (Hässig 2018: 39) Dennoch lassen sich 90,3% der Eltern zeigen, was zu Hause geübt werden kann und sollte (vgl. ebd.). Dies lässt auf Interesse der Eltern schließen, ihr Kind im häuslichen Rahmen zu unterstützen und folglich als Ko-Therapeuten wirksam zu werden. Dennoch gibt dieses Ergebnis keine Antwort dazu, wie häufig diese Form der Elternarbeit in Anspruch genommen wird oder ob deren Umsetzung gelingt (vgl. ebd.). Interessant ist ein weiteres Ergebnis, das belegt, dass ca. 87% der Eltern, die nicht an Therapiestunden teilnehmen, sich praktische Übungen durch die TherapeutInnen zeigen lassen (vgl. ebd.). Dieses Ergebnis lässt darauf schließen – folgt man der Autorin weiter, „dass dies entweder in einem Abschlussgespräch oder zwischen «Tür und Angel» geschehen sein muss." (Hässig 2018: 39) An dieser Stelle scheint fraglich, ob diese Zeit ausreichend ist, um die Übungen im Anschluss zu Hause sicher mit dem Kind durchführen bzw. es dabei anleiten zu können. Zudem stellt die Autorin ein interessantes Faktum heraus: Formen der Elternarbeit, die einen höheren Grad an Mitarbeit verlangen, werden weniger genutzt (vgl. Hässig 2018: 40). Folgt man Hässig (2018) weiter, war fast jeder Zweite der Befragten schon einmal bereit, an einer aktiven Form der Elternarbeit teilzunehmen (vgl. ebd.). Dabei rangiert an erster Stelle eine passive Form der Elternarbeit: die Elterninformation, die von 81,3% bereits einmal in Anspruch genommen wurde. Umgekehrt bedeutet dies, dass 18,7% der Eltern keine Informationen zum Therapiestand ihres Kindes erhalten bzw. einfordern. Vor diesem Hintergrund und auch vor der Erkenntnis, dass die Elterninformation eine wichtige Grundlage darstellt, um Motivation für die Therapie zu entwickeln (vgl. Büttner & Quindel, 2005), erscheint es schwierig, das Kind bedarfsgerecht zu unterstützen (vgl. Hässig 2018: 40). Gleichzeitig betont Hässig (2018), dass immer wieder widersprüchliche Aussagen der Eltern aufgetreten sind (vgl. ebd.). So machten Eltern, denen nicht angeboten wurde, sich aktiv an der Therapie zu beteiligen bei der Frage des tatsächlich aktiven Mitwirkens an der Therapie Angaben (vgl. ebd.). Dennoch gibt es eine deutliche Diskrepanz zwischen der Frage des tatsächlichen Mitwirkens und der Bereitschaft das Kind im Alltag zu unterstützen. So geben 80,2% der Eltern an, die im Alltag teilweise/ keine

Zeit haben sich mit der Sprachstörung zu beschäftigen, dass sie bereit wären ihr Kind stark/ sehr stark im Alltag zu unterstützen (vgl. ebd.). Auch das Ergebnis, dass 33,8% der Eltern ihr Mitwirken an der Therapie als stark/ sehr stark einstufen, gleichzeitig aber angeben, nur teilweise Zeit im Alltag für die Sprachstörung zu haben, lassen Zweifel an den wahrheitsgemäßen Angaben der Eltern aufkommen (vgl. ebd.). Vielmehr scheint es so, „dass die Bereitschaft das Kind zu unterstützen höher ist als deren tatsächliche Umsetzung, [was sich auch darin widerspiegelt], dass nur ein geringer Anteil der Eltern an einzelnen Therapieeinheiten teilnimmt und sich die meisten Eltern nicht länger als 60 Minuten am Tag gezielt mit der Sprachentwicklung ihres Kindes beschäftigen" (Hässig 2018: 40). Als Erklärung für diese Diskrepanzen führt Hässig (2018) weiter an, dass sich Eltern mit diesen positiven Angaben in Schutz nehmen wollen, um möglichst als sehr «engagierte Eltern» zu gelten (vgl. ebd.). Andererseits wäre es aber auch möglich, dass die Eltern nicht genug darüber informiert sind, wie sie ihr Kind im Alltag konkret unterstützen können oder auch welche Angebote ihnen zur Verfügung stehen (vgl. Hässig 2018: 41).

Auf dem Hintergrund der angeführten Ergebnisse kommt Hässig (2018) zum Schluss, dass die erste Hypothese «Die aktive Integration der Eltern in die sprachtherapeutische Intervention gelingt nicht» weder widerlegt noch belegt werden kann (vgl. Hässig 2018: 41). Hinweise, dass die aktive Integration der Eltern in die sprachtherapeutische Intervention gelingt, sind dennoch ansatzweise gegeben, wenn auch nicht umfänglich und befriedigend. So erscheint das Interesse an den Therapieinhalten und die Bereitschaft zur aktiven Teilnahme der Eltern hoch (vgl. ebd.). Die zweite Hypothese der Autorin, «Eltern sehen die Verantwortung zur Verbesserung der Sprachauffälligkeiten lediglich bei externen Stellen» kann jedoch eindeutig widerlegt werden. Die meisten Eltern sehen sich als verantwortlich für Verbesserungen der Sprachauffälligkeiten und sehen ihre Unterstützung als notwendig an (vgl. ebd.). Zudem scheint Aufklärung über die bedeutende Rolle der Eltern betrieben worden zu sein, da mehr als zwei Drittel der Eltern verstanden haben, dass selbst bei erhöhter Therapiefrequenz auf ihr Mitwirken keinesfalls verzichtet werden kann (vgl. ebd.).

Auch die Teilfrage «Welche Wünsche und Bedürfnisse haben Eltern bezüglich der Elternarbeit?» belegt deutlich, dass das Bedürfnis nach mehr Informationen, Aufklärung und Teilhabe besteht (vgl. ebd.). Insbesondere das Bedürfnis, Informationen über Elterntrainings und Elterncoachings und den Stand der Therapie zu erhalten, sowie der Wunsch nach der Teilnahme bei bestimmten Übungen spiegeln dies wider.

Da die Befragung nicht speziell auf zweisprachige Eltern ausgerichtet war, stellt sich die Frage, ob es für die Integration zweisprachiger Eltern oder enger Bezugspersonen in sprachspezifische Interventionen besondere Empfehlungen gibt. Chilla et al. (2016) geben dazu an, dass einer mehrsprachigen Bildung (in die selbstverständlich auch zweisprachige Eltern involviert sind) Vorrang vor dem Primat des Deutschen als Zweitsprache gegeben werden sollte (vgl. Chilla et al. 2016: 310). Leider liegen dazu bisher zu wenige Konzepte vor (vgl. ebd., vgl. Panagiotopoulou, 2016). Zudem werden Programme für die Therapie im Allgemeinen und für die Sprachtherapie und Sprachförderung im Besonderen von Kostenträgern und Nutzern deutlich bevorzugt, wenn sich ihre Wirksamkeit über Studien nachweisen lässt (vgl. Chilla et al. 2016: 310). Dieser Wirksamkeitsnachweis wird unter dem Begriff *Evidenzbasierung* zusammengefasst (s. auch Kapitel 5). Ein Konzept, das sowohl systemisch (u.a. Einbezug der Eltern bzw. engen Bezugspersonen) als auch inklusiv angelegt ist (vgl. Chilla et al. 2016: 311), ist die „Sprachförderung in Alltag und Spiel – SauS" (vgl. van Minnen, 2014a, b). Darin erhalten sind sowohl Informationen für pädagogische Fachkräfte in Kitas als auch für Eltern zum Deutscherwerb (vgl. Chilla et al. 2016: 311). Zwei- bzw. Mehrsprachigkeit sowie erschwerte Bedingungen werden berücksichtigt (vgl. ebd.). In einer Schulung für pädagogische Fachkräfte und einem Infoabend für Eltern wird der Nutzen von Sprache und Kommunikation erläutert sowie Möglichkeiten zur Unterstützung im familiären Rahmen werden aufgezeigt (vgl. ebd.). Zudem erhält das Kind ein Portfolio, das sich mit entwickelt (vgl. ebd.). Mit der Basisausstattung, die aus verschiedenen Materialien mit hohem Aufforderungscharakter zum Mit- und Weitermachen besteht, ist eine gezielte Gestaltung „breiter Kommunikationssituationen mit und über Sprache zu Hause und in der Kita auch in Verbindung mit Spiel- und Fördermaterialien wie z.B. dem Spiele-Fundus (Holler-Zittlau, 2014) möglich" (Chilla et al. 2016: 311). Eine Wirksamkeitsstudie hat darüber hinaus gezeigt, dass vor allem mehrsprachige Kinder von diesem alltagsintegrierten Sprachförderangebot profitieren (vgl. ebd.).

6.3 Die Bedeutung sprachlicher Strukturen

Die Bedeutung sprachlicher Strukturen in der L1 und L2 für den Zweitspracherwerb wird erst seit kurzem untersucht (vgl. u.a. Wahn, 2013) und kann nicht ohne Arbeitsgedächtnis, kognitive Kontrolle und fluide Intelligenz analysiert werden.

So wurde in einer Studie von Engel de Abreu (2011) untersucht, ob frühe Zweisprachigkeit einen Einfluss auf das Arbeitsgedächtnis 6- bis 8-jähriger Kinder besitzt. Dazu wurde die Hypothese getestet, ob zweisprachige Kinder effizientere Arbeitsgedächtnisfähigkeiten besitzen als ihre einsprachigen Altersgenossen. 44 zweisprachige und einsprachige Kinder, die nach Alter, Geschlecht und sozioökonomischem Status gematcht wurden, wurden hinsichtlich des Arbeitsgedächtnisses, fluider Intelligenz und Sprache (Wortschatz und Syntax) untersucht (vgl. Engel de Abreu, 2011). Die Ergebnisse belegen, dass die einsprachigen Kinder über die Jahre signifikant bessere sprachliche Leistungen zeigen als zweisprachige Kinder. Gleichzeitig gibt es keinen sprachlichen Gruppeneffekt auf das Arbeitsgedächtnis und die fluide Intelligenz, wenn lediglich die verbalen Fähigkeiten betrachtet werden. Um die Ergebnisse abzusichern, wurde anschließend eine Langzeitstudie über den Zeitraum von drei Jahren durchgeführt. Die Autorin schlussfolgert aus den vorliegenden Ergebnissen, dass zweisprachige Kinder im Spracherwerb permanent zwei sprachliche Systeme präsent haben müssen und dass dies Einfluss auf die sprachlichen Fähigkeiten der Kinder nimmt (vgl. ebd.; vgl. auch Wahn, 2013).

In einer weiteren Studie untersuchten anschließend Engel de Abreu et al. (2012), ob Zweisprachigkeit einen kognitiven Vorteil im Hinblick auf die Exekutivfunktionen junger, zweisprachiger Kinder bietet. Zusätzlich wurde der Einfluss des sozioökonomischen Status darauf analysiert. Dazu wurden 40 portugisisch-luxemburgisch zweisprachige Kinder aus Zuwandererfamilien mit geringem Einkommen mit 40 einsprachigen Kindern aus Portugal verglichen hinsichtlich von Aufgaben, die das Arbeitsgedächtnis, das abstrakte Denken und die selektive Aufmerksamkeit erfassen sowie hinsichtlich einer Kontrollaufgabe. Die Ergebnisse zeigen, dass es keine Gruppeneffekte für die Aufgaben gab, dass jedoch die zweisprachigen Kinder in der Kontrollaufgabe signifikant besser abschnitten als ihre einsprachigen Altersgenossen. Die AutorInnen schließen daraus, dass es zwar den Vorteil der Zweisprachigkeit gibt, dass dieser jedoch nicht wie erwartet vom sozioökonomischem Staus und kulturellen Faktoren abhängt oder gar dadurch begründet wird (vgl. Engel de Abreu et al., 2012). Vielmehr scheint Zweisprachigkeit in engem Zusammenhang mit den Exekutivfunktionen zu stehen. Der (kognitive) Vorteil von Zweisprachigkeit liegt damit eher in der Kontrolle verarbeitender Prozesse.

Schließlich wurden in einer weiteren Studie von Engel de Abreu et al. (2013) crosslinguistische und crosskulturelle Effekte auf das Arbeitsgedächtnis und den Wortschatz in der L1 und L2 zweisprachiger Kinder mit Zuwanderungshintergrund untersucht. Dazu lösten 7-jährige, portugisisch sprechende Kinder mit Zuwanderungshintergrund, die in Luxemburg lebten (N = 20) sowohl in der L1 als auch in der L2 Aufgaben zum Wortschatz (Verständnis- und Produktionsaufgaben), Arbeitsgedächtnis und Kurzzeitgedächtnis (u.a. Wiederholung/ erneuter Abruf von Nichtwörtern). Anschließend wurden crosslinguistische Effekte für jedes Kind untersucht (vgl. Engel de Abreu et al., 2013). Zusätzlich wurden die zweisprachigen Kinder mit mehrsprachigen Kindern aus Luxemburg sowie mit portugisisch sprechenden einsprachigen Kindern aus Brasilien ohne Zuwanderungshintergrund verglichen sowie hinsichtlich Alter, Geschlecht und sozioökonomischem Status gematcht. Die Ergebnisse zeigen, dass (a) das verbale Arbeitsgedächtnis relativ unabhängig von sprachlichen und kulturellen Faktoren ist, dass (b) der Sprachstand einen Einfluss auf die Wiederholung wortähnlicher, jedoch keinen Einfluss auf die Wiederholung wortunähnlicher L2-Nichtwörter hat, dass (c) es starke crosslinguistische und crosskulturelle Effekte für den produktiven Wortschatz gibt und dass (d) schwächere crosskulturelle Effekte für das Wortverständnis vorliegen, wobei keine Unterschiede zwischen den Gruppen auftreten, wenn lediglich L1-Wörter mit Bedeutung im häuslichen Kontext berücksichtigt werden (vgl. ebd.). Die AutorInnen folgern aus den Ergebnissen recht allgemein, dass eine sprachliche und kognitive Diagnostik in der L2 bei zweisprachigen Kindern einer sorgfältigen Analyse der erhobenen Testwerte bedarf, um anschließend mit validen Ergebnissen weiterarbeiten zu können (vgl. ebd.).

Schließlich wurden neben sprachunauffälligen zweisprachen Kindern auch sprachauffällige zweisprachige Kinder, das heißt zweisprachige Kinder mit einer Spezifischen Spracherwerbsstörung (SSES) bzw. mit Specific Language Impairment (SLI) hinsichtlich L2, Exekutivfunktionen, Arbeitsgedächtnis und sozioökonomischem Status untersucht (vgl. Engel de Abreu et al., 2014). Bisher ist in der Forschung bekannt, dass es zwar einen Zusammenhang zwischen den Faktoren gibt, dass eine SSES jedoch nur sekundär und nicht primär für die Limitationen bei kognitiven Verarbeitungsprozessen (Exekutivfunktionen) und Zweisprachigkeit verantwortlich ist. Um den Einfluss der genannten Faktoren zu untersuchen und zu analysieren, welche spezifischen exekutiven Prozesse möglicherweise beeinträchtigt sind, wurden 8-jährige zweisprachige Kinder aus Luxemburg mit 8-jährigen einsprachigen Kindern aus Portugal hinsichtlich rezeptivem und produktivem Wortschatz, Satzverständnis, Arbeitsgedächtnis und selektiver Aufmerksamkeit verglichen, wobei Portugisisch in beiden Gruppen die L1 war. Insgesamt wurden für 81 Kinder Daten erhoben, die sich wie folgt auf die Subgruppen verteilten: (1) 15 portugisisch-luxemburgisch sprechende zweisprachige Kinder aus Luxemburg mit einer SSES-Diagnose, (2) 33 portugisisch-luxemburgisch sprechende zweisprachige Kinder ebenfalls aus Luxemburg, jedoch mit normalem bzw. typischem Zweitspracherwerb sowie (3) 33 portugisisch sprechende einsprachige Kinder aus Portugal mit normalem Erstspracherwerb. Die Gruppen wurden hinsichtlich Erstsprache, Ethnie, chronologischem Alter und sozioökonomischem Status gematcht und unterschieden sich nicht hinsichtlich der nonverbalen Intelligenz (vgl. Engel de Abreu et al., 2014). Die Analyse der Ergebnisse zeigt, dass die zweisprachige SSES-Gruppe vergleichbar gut zu ihren Altersgenossen mit typischem Erst- und Zweitspracherwerb hinsichtlich kognitiver Aspekte des Arbeitsgedächtnisses abschnitt, jedoch deutlich schlechter als beide Kontrollgruppen hinsichtlich verbaler Aspekte des Arbeitsgedächtnisses. Hinsichtlich der selektiven Aufmerksamkeit unterschieden sich die zwei- und einsprachigen Kinder mit normalem Spracherwerb nicht voneinander. Auch gab es für diesen Aspekt keine signifikanten Unterschiede für die zweisprachige SSES-Gruppe. Die Autorengruppe folgert aus den Ergebnissen, dass es weiterer Forschung zur Hypothese bedarf, dass entgegen aller bisherigen Erkenntnisse eine SSES keine sprachspezifische Störung ist (vgl. ebd.). Weiterhin scheinen die Ergebnisse nahezulegen, dass zweisprachige Kinder mit einer SSES über den gleichen (kognitiven) Vorteil wie ihre zweisprachigen Altersgenossen mit normalem Spracherwerb verfügen (s. Ergebnisse für Aspekte der selektiven Aufmerksamkeit). Die Exekutivfunktionen scheinen trotz Pathogenese folglich miteinander vergleichbar. Diese Ergebnisse suggerieren in ihrer Gesamtheit, dass Zweisprachigkeit ein schützender Faktor gegen kognitive Limitationen ist, die wiederum in Zusammenhang mit SSES stehen (vgl. ebd.).

6.4 Die Bedeutung des Kindes als Ressource

Ein Konzept, das die Interessen des Kindes berücksichtigt und sowohl systemisch als auch inklusiv angelegt ist, ist „Sprachförderung in Alltag und Spiel – SAuS" (vgl. van Minnen, 2014a, b; s. auch Punkt 6.2). Hier erhalten pädagogische Fachkräfte in Kitas sowie Eltern als Zielgruppe zunächst Informationen zum Deutscherwerb (Form der passiven Elternarbeit), wobei auch Zwei- bzw. Mehrsprachigkeit sowie erschwerte Bedingungen berücksichtigt werden (vgl. ebd.). Es folgen eine Schulung für pädagogische Fachkräfte und ein Infoabend für Eltern, wobei der Nutzen von Sprache und Kommunikation erläutert wird sowie Möglichkeiten zur Unterstützung im familiären Kontext aufgezeigt werden. Kinder stellen neben ihren Eltern und den pädagogischen Fachkräften der Kita eine weitere Zielgruppe dar. Sie erhalten ein Portfolio, das sich mit ihnen mitentwickelt (vgl. ebd.).

Das Portfolio hat in den letzten zehn Jahren Einzug in die Kitas gehalten (vgl. Bostelmann, 2007) und wurde als Möglichkeit elementarpädagogischer Bildungs- und Beobachtungsdokumentation entwickelt (vgl. Leu et al., 2010). Dabei wird ein Beobachtungsprotokoll in einen Text umgewandelt, der das Kind persönlich anspricht und vom Kind verstanden wird. Umgekehrt drückt sich das Kind im Portfolio auch selbst aus. Das bedeutet, dass das Kind mit der Entwicklung eigener Kompetenzen zunehmend selbst Autor des Portfolios durch eigene Bilder, Fotos, aufgeschriebene Kinderaussagen etc. wird. Das Portfolio ist folglich ein Dokument der „Selbstwirksamkeit" des Kindes (vgl. Bandura, 1997).

Insbesondere im Hinblick auf zweisprachige Kinder ist dieses Konzept insofern interessant als die Bedeutung des Inputs für den L2-Erwerb zunehmend in das Forschungsinteresse gerückt ist (vgl. Myles, 2002). Heute ist bekannt, dass ein formfokussierter Input das Lernen bzw. den Zweitspracherwerb unterstützt (vgl. u.a. Norris & Ortgea, 2000, 2001). So kann beispielsweise die Schriftsprache unterstützend eingesetzt werden, indem der schriftsprachliche Input aufbereitet wird und z.B. alle Pronomen, Verben etc. farblich oder über die Schriftform hervorgehoben werden (vgl. Myles, 2002). Darüber hinaus kann durch unterschiedliche Inputpräsentation der Strukturen gearbeitet werden. Dem L2-Lerner werden kontrastierend z.b. zwei Strukturen präsentiert – eine explizite Struktur und eine implizite Struktur, wobei die zugrundeliegende Regel selbst erschlossen werden muss oder aber explizit gemacht und erklärt wird (vgl. ebd.). All diese Maßnahmen setzen jedoch voraus, dass die Kinder mit dem Lesen- und Schreibenlernen in der L2 bereits begonnen haben und die Schriftspracherwerbsstufen entwickelt werden können. Zudem handelt es sich dabei um Maßnahmen, die den gesteuerten Zweitspracherwerb, nicht aber den ungesteuerten bzw. natürlichen Zweitspracherwerb im Blick haben.

6.5 Fazit

6.5.1 Nutzung von Eltern als Ressource

Bisherige Forschungsergebnisse belegen, dass es notwendig ist, Eltern passiv und aktiv in sprachspezifische Interventionen einzubeziehen (vgl. Rodrian, 2009). Auch Eltern bewerten dies so. Ein Großteil der Eltern sehen sich verantwortlich für die Verbesserung der Sprachauffälligkeiten ihrer Kinder und sehen ihre Unterstützung als notwendig an (vgl. Hässig, 2018). Eltern, die sich gar nicht oder nur wenig an sprachspezifischen Interventionen beteiligen, sind deutlich in der Unterzahl. So stellte Ritterfeld (1999) fest, dass Eltern, die ihre Kinder quasi „zur Reparatur" geben und keinerlei Interesse zeigen, in der Minderheit sind. Dennoch scheint es so, dass das aktive Einbinden von Eltern in die Therapie im Wesentlichen davon abhängt, ob zeitliche Ressourcen bestehen (vgl. Ritterfeld, 1999). Prinzipiell zeigen Eltern eine große Bereitschaft sich mehr einzusetzen, wenngleich das aktive Mitwirken innerhalb einer gesamten Therapiesitzung kaum gewünscht wird (vgl. ebd.). Eltern sind sich häufig jedoch nicht bewusst darüber, dass sprachspezifische Interventionen bzw. sprachförderliche Maßnahmen auch im häuslichen Rahmen stattfinden können (vgl. Rodrian, 2009).

Motsch et al. (2015) stellen demgegenüber heraus, dass Eltern auf ihre Rolle hinsichtlich eines erfolgreichen Spracherwerbs und im Rahmen von sprachspezifischen Interventionen hingewiesen werden müssen, um die Bereitschaft des aktiven Mitwirkens zu wecken (vgl. Motsch et al., 2015).

Auch Otto (2000) folgend stieß die Teilnahme von Eltern an einem Elternprogramm auf wenig Resonanz. Ihre Untersuchung zeigt, dass Eltern in Elterntrainings und Elterncoachings einen geringeren Teil einnehmen. Als Gründe werden ein geringes Bewusstsein der Eltern hinsichtlich ihrer fördernden Rolle sowie der zeitliche Umfang des Programmes angeführt (vgl. Otto, 2000). Dass der zeitliche Aspekt eine große Rolle spielt, bestätigen auch die Eltern in der Untersuchung. So können nur knapp 36% der Eltern von sich behaupten, im Alltag Zeit zu haben, um sich mit der Sprachstörung des Kindes zu befassen. Knapp 61% haben teilweise Zeit (vgl. ebd.).

Es scheint eine Diskrepanz zwischen der gewünschten Elternarbeit und der tatsächlich geleisteten Elternarbeit zu geben, was von Ritterfeld & Dehnhardt bereits 1998 postuliert wurde. Wendet man den Blick weg von den Eltern und engen Bezugspersonen hin zu den SprachtherapeutInnen und LogopädInnen, wird als Erklärung häufig ein mangelndes Kompetenzerleben seitens der TherapeutInnen angeführt (vgl. Ritterfeld & Dehnhardt, 1998).

Dass aktive und passive Elternarbeit durch SprachtherapeutInnen, LogopädInnen und pädagogische Fachkräfte angeleitet werden muss, liegt auf der Hand und gewinnt im Kontext der Inklusion stetig an Bedeutung. Denn in der Inklusionsdebatte wird ein Vorgehen entlang der Ressourcen des Kindes mit dem Ziel der größtmöglichen individuellen gesellschaftlichen Teilhabe betont (vgl. Chilla 2016: 311). Dafür gilt es pädagogische Konzepte zu entwickeln, die pädagogisches Handeln mit erprobten, spezifisch zielführenden pädagogischen Leitlinien verknüpfen (vgl. ebd.). Eine Metaanalyse von Egert & Hopf (2016) zeigt, dass alltagsintegrierte Sprachförderangebote, die von pädagogischem Fachpersonal angeboten werden, das erfolgversprechendste Modell sind (vgl. Chilla 2016: 311). Förderung und Therapie schließen sich hinsichtlich der Ziele, des Vorgehens, der Betonung der Ressourcen des Kindes bei gleichzeitig störungsspezifischem Blick in der Therapie jedoch nicht aus. Ein therapeutisches Vorgehen orientiert sich stets an der ICF (2005) als Rahmenkonzept, mit dem nicht nur Funktionsziele formuliert werden. Vielmehr erfolgt die Therapiezielformulierung auf der Ebene der Aktivität sowie Partizipation unter Einbezug der Kontextfaktoren: sie ist stets individuell auf das Kind bezogen (vgl. ICF, 2005).

Ein Konzept, das auf Sprachförderung, sprachspezifische Förderung und Sprachtherapie gerichtet ist, muss demnach inklusiv sein, die ICF (2005) berücksichtigen und die pädagogischen, sprachtherapeutischen und logopädischen Fachkräfte in die Lage versetzen, das einzelne Kind kompetent im Sprachenerwerb zu unterstützen, seine Kompetenzen zu entwickeln (vgl. u.a. Chilla 2016: 311), deren Eltern Formen passiver und aktiver Elternarbeit anzubieten und diese wertvolle bisher ungenügend genutzte Ressource gezielt einzubinden. Denn Eltern sind in Erziehungs- und Bildungsprozessen die wichtigsten Teampartner und müssen bei Fragen der Sprachbildung (s. auch Punkt 6.5.2) und Sprachförderung in den Spracherwerbsprozess ihrer Kinder einbezogen und aktiv beteiligt werden. Dies kann z.B. durch regelmäßigen Austausch über den Spracherwerb in der Erst- und Zweitsprache erfolgen, durch einen Einblick in die Beobachtung und Dokumentation, durch ein Hospitationsangebot bei Sprachfördermaßnahmen oder auch durch die Einbindung und Mitwirkung bei Projekten und Aktivitäten unter Einbeziehung der Herkunftssprachen (vgl. Albrecht et al. 2012: 45). Folgende Möglichkeiten bieten sich dafür an, die Eltern in Bildungsprozesse einbeziehen (Albrecht et al., 2012: 45):

- „Initiieren von Family Literacy Projekten: aktive Teilnahme und Mitarbeit der Eltern im Rahmen der Sprachförderung vor der Einschulung (gemeinsames Lesen und Vorlesen auch mehrsprachiger Kinderbücher in Kleingruppen, kreativer Umgang mit ausgewählten Themen, Einbeziehen von bekannten und neuen Kinderliedern, Reimen, Sprechversen, Präsentation in der Kindergartengruppe, bei Elternnachmittagen etc.)
- Elterngruppenarbeit parallel zur Sprachförderung der Kinder (Eltern lernen Bücher und Materialien kennen und erstellen unter Anleitung eigene Materialien für zu Hause)
- […]
- Zusammenarbeit mit Eltern im Rahmen von Unterstützungs- und Qualifizierungsangeboten für Mütter und Väter, die in Kooperation mit kommunalen Trägern durchgeführt werden: z.b. in der Familienbildung und in Rucksack-, Griffbereit- oder Hippy-Projekten. Diese Projekte zielen in unterschiedlicher Weise darauf ab, die sprachliche Förderung mehrsprachiger Kinder in der Familie mit der Sprachförderung in der Kindertageseinrichtung und der Grundschule zu verknüpfen. Eltern werden darauf vorbereitet, ihre Kinder sowohl in der Erstsprache als auch in der Zweitsprache Deutsch mit geeigneten Materialien zu unterstützen. Sie werden auch zum intensiven Umgang mit Bilderbüchern, Geschichten, mit Malaktivitäten und Spielen in ihrer Familiensprache angehalten. Neben dem Ausbau beider Sprachen in Alltagssituationen muss die Förderung in der Familiensprache auf die Stärkung der Vorläuferfähigkeiten zur Schriftsprachentwicklung der Kinder zielen […]."

6.5.2 Nutzung von Zweisprachigkeit als Ressource

Bildungssprachliche Kompetenzen gelten als zentrale, für den Bildungs- und Schulerfolg relevante Kompetenzen (vgl. Albrecht et al. 2012: 10; s. auch Kapitel 2). Die Entwicklung dieser Kompetenzen ist ein komplexer Prozess, der im Elementarbereich beginnt und in der Schule fortgeführt wird (vgl. ebd.). Auch wird dieser Prozess nur dann erfolgreich sein, wenn gut aufeinander abgestimmte Förderangebote als Teil der durchgängigen Sprachbildung und Sprachförderung verstanden und entwickelt werden (vgl. ebd.). Der Aspekt der durchgängigen Sprachförderung als Teil der Sprachbildung wurde bereits u.a. im Modellprogramm FörMig in drei Dimensionen konkretisiert (vgl. Gogolin et al. 2011: 245f.):

> „- in einer bildungsbiographischen Dimension; hier geht es um den allmählichen Aufbau bildungssprachlicher Fähigkeiten an der Bildungsbiographie entlang, ohne dass es zum Bruch an den Übergängen … im Bildungssystem … kommt;
> - einer thematischen Dimension; hier geht es um den koordinierten systematischen Zugang zu bildungssprachlichem Können und Wissen über die Lernfelder und Themen, später die Gegenstandsbereiche und Fächer hinweg; und

- einer Mehrsprachigkeitsdimension; hier geht es zum einen um die Berücksichtigung der sprachlichen Bildungsvoraussetzungen, die Mehrsprachigkeit als
Lebensbedingung für die Aneignung bildungssprachlicher Fähigkeiten bedeutet,
und zum anderen um die Erschließung von Mehrsprachigkeit als Ressource bei
der Aneignung bildungssprachlicher Kompetenzen. (Albrecht et al. 2012:12)"

Insbesondere der zuletzt genannte Punkt ist von immenser Bedeutung, denn
Zwei- bzw. Mehrsprachigkeit scheint unter linguistischer Betrachtung bisher
eine nur ungenügend genutzte Ressource. Zwar gilt die Bedeutung kognitiver
Marker bei Zweisprachigkeit, wie z.b. mit Blick auf das Arbeitsgedächtnis
(AG) und Kontrollprozesse als nachgewiesen (s. auch Punkt 6.3), so dass
zweisprachige Kinder diesbezüglich einen Vorteil im Spracherwerb besitzen.
Hinsichtlich der Fähigkeiten des verbalen Arbeitsgedächtnisses sind zwei-
sprachige SSES-Kinder jedoch deutlich im Nachteil im Vergleich zu ihren
Altersgenossen mit normalem Erst- und Zweitspracherwerb (s. ebd.). Diese
Erkenntnis findet in sprachspezifischen Interventionen bisher wenig bis keine
Berücksichtigung. Erste Ansätze, die speziell Kinder mit Lernschwierigkeiten
z.B. im Lesen und Schreiben in den Blick nehmen, legen den Fokus der Förderung auf das Arbeitsgedächtnis, insbesondere auf die Aufmerksamkeit und
selektive Aufmerksamkeit.

Von der Forschung werden diesbezüglich aktuell zwei konträre Hypothesen
diskutiert: (1) die Annahme, dass die Förderung des Arbeitsgedächtnisses
effektiv ist (vgl. Klingberg et al., 2002; vgl. Klingberg et al., 2005), was insbesondere in Studien an Kindern mit ADHS nachgewiesen wurde (ein AG-
Training am PC verbessert die AG-Kapazität) und (2) die Annahme, dass die
Förderung des AG nicht effektiv ist (vgl. Melby-Lervåg & Hulme, 2013). Ein
Beispiel für ein Programm, das die Arbeitsgedächtnisfähigkeiten fördert, ist
AGENT 8–1–0 (vgl. Mähler et al., 2015). Fähigkeiten des verbalen Arbeits-
gedächtnisses werden darin jedoch nicht explizit gefördert.

An dieser Stelle ergibt sich die Frage, ob nicht die Ressource *Arbeitsgedächtnis* bei zweisprachigen Kindern gezielt genutzt werden kann, um das
verbale AG – ggf. in Verbindung – mit der Förderung des produktiven und
rezeptiven Wortschatzes bzw. des gesamten semantisch-lexikalischen Systems
zu fördern? Die Entwicklung von Konzepten in diesem Kontext sowie deren
Evaluation wäre im Rahmen zukünftiger Forschungsaktivitäten interessant;
insbesondere auch deshalb, da das verbale Arbeitsgedächtnis relativ unabhängig von sprachlichen Faktoren zu sein scheint (vgl. Engel de Abreu et al.,
2013). Die Verifizierung oder auch Falsifizierung dieser Hypothese könnte
Antworten auf die Frage einer bestmöglichen Gestaltung einer Förderung
unter Nutzung der Ressource *Zweisprachigkeit* geben.

7 Literaturverzeichnis

Ahrbeck, B., Ellinger, S., Hechler, O., Koch, K., Schad, G. (Hrsg.) (2016). Evidenzbasierte Pädagogik. Sonderpädagogische Einwände. Stuttgart: Kohlhammer.

Albrecht, B., Heimbucher, C., von Rosenzweig, M., Wöckener, B. (2012). Sprachförderung als Teil der Sprachbildung im Jahr vor der Einschulung durch Grundschullehrkräfte. Empfehlung. Hg. v. Niedersächsischen Kultusministerium. Hannover: Unidruck. Online im Internet: URL: http://www.cuvo.nibis.de [Stand: 29.03.2018].

American Psychiatric Association (1994). American Psychiatric Association's DSM-IV: Diagnostic and Statistical manual. Washington, DC: American Psychiatric Press.

Armon-Lotem, S., Gagarina, N., Walters, J. (2011). The impact of internal and external factors on linguistic performance in the home language and in L2 among Russian-Hebrew and Russian-German preschool children. Linguistic Approaches to Bilingualism, 1, 3, 291–317. Online im Internet: URL: http://dx.doi.org/10.1075/lab.1.3.04arm [Stand: 06.04.2018].

Arnold, S. (2010). Effekte einer Elaborationstherapie auf lexikalische Störungen deutsch-türkischsprachiger Kinder. Unveröffentlichte Diplomarbeit an der Humanwissenschaftlichen Fakultät der Universität zu Köln.

ASHA´s evidence maps. Evidence Maps. Online im Internet: URL: http://www.asha.org/Evidence-Maps/. [Stand: 06.04.2018].

AWMF. Arbeitsgemeinschaft der Wissenschaftlichen Medizinischen Fachgesellschaften. Online im Internet: URL: http://www.awmf.org/awmf-online-das-portal-der-wissenschaftlichen-medizin/awmf-aktuell.html [Stand: 06.04.2018].

Bandura, A. (1997). Self-efficacy: The exercise of control. New York: Worth.

Becker-Mrotzek, M., Roth, H.-J. (Hg.) (2017). Sprachliche Bildung – Grundlagen und Handlungsfelder. Bd. 1. Mercator Institut für Sprachförderung und Deutsch als Zweitsprache. Münster: Waxmann.

Bender-Körber, B., Hochlehnert, H. (2006). Elternzentriertes Konzept zur Förderung des Spracherwerbs. Handbuch zur Durchführung von Elternworkshops. Dortmund: Borgmann Media.

Beushausen, U. (2014). Chancen und Risiken einer evidenz-basierten Sprachtherapie, Logos, 2, 15–21.

Beushausen, U. (2016). Evidenz-basiert arbeiten in der Sprachtherapie. Sprachtherapie aktuell: Schwerpunktthema: Sprachtherapie und Inklusion, 3, 1, e2016–06. Online im Internet: URL: http://doi: 10.14620/stadbs160906 [Stand: 31.05.2018].

Beushausen, U. (2005). Evidenz-basierte Praxis in der Logopädie. Mythos und Realität. Forum Logopädie, 3, 2–7.

Beushausen, U. (2009). Therapeutische Entscheidungsfindung in der Sprachtherapie. München: Elsevier.

Bischof, K. L. (2017). Aktueller Stand der Umsetzung von Inklusion in fünf ausgewählten Kitas in Karlsruhe. Unveröffentlichte Bachelorarbeit. Gera: SRH Hochschule für Gesundheit.

Bishop, D. V. M. (2017). Discussion. Why is it so hard to reach agreement on terminology? The case of developmental language disorder (DLD). International Journal of Language and Communication Disorders (Open Access). Online im Internet: URL: https://doi.org/10.1111/1460-6984.12335 [Stand: 21.05.2019].

Bishop, D. V. M. (2014). Review. Ten questions about terminology for children with unexplained language problems. International Journal of Language and Communication Disorders, 49, 4, 381–415.

Bishop, D. V. M., Snowling, M. J., Thompson, P. A., Greenhalgh, T., CATALISE-2-consortium (2016). CATALISE: A Multinational and Multidisciplinary Delphi Consensus Study. Identifying Language Impairments in Children. PLoS One. Online im Internet: URL: https://doi.org/10.1371/journal.pone.0158753 [Stand: 21.05.2019].

Bishop, D. V. M., Snowling, M. J., Thompson, P. A., Greenhalgh, T., CATALISE-2-consortium (2017). Phase 2 of CATALISE: A multinational and multidisciplinary Delphi consensus study of problems with language development: Terminology. Journal of Child and Psychiatry, 58, 10, 1068–1080. Online im Internet: URL: https://doi.org/10.1111/jcpp.12721 [Stand: 21.05.2019].

Bloom, P. (2000). How children learn the meanings of words. Cambridge, MA: MIT Press.

Blumenthal, Y., Mahlau, K. (2015). Effektiv fördern – Wie wähle ich aus? Ein Plädoyer für die Evidenzbasierte Praxis in der schulischen Sonderpädagogik. Zeitschrift für Heilpädagogik, 66, 9, 408–421.

Bortz J., Döring N. (2006). Forschungsmethoden und Evaluation für Human- und Sozialwissenschaftler. Berlin: Springer.

Bostelmann, A. (2007). Das Portfoliokonzept für Kita und Kindergarten. Mülheim an der Ruhr: Verlag an der Ruhr.

Brüder Grimm (1963). Die Kinder- und Hausmärchen der Brüder Grimm. Berlin: Der Kinderbuchverlag.

Brügge, W., Mohs, K., Zill, A. (2013). So lernen Kinder sprechen. Normale und gestörte Sprachentwicklung. München: Ernst Reinhardt Verlag.

Brügge, W., Mohs, K. (2007). Therapie der Sprachentwicklungsverzögerung – Eine Übungssammlung. München und Basel: Ernst Reinhardt Verlag.

Büttner, C., Quindel, R. (2005). Gesprächsführung und Beratung. Sicherheit und Kompetenz im Therapiegespräch. Heidelberg: Springer Verlag.

Bundesministerium für Familie, Senioren, Frauen und Jugend (2018). Bundesprogramm Sprach-Kitas. Weil Sprache der Schlüssel zur Welt ist. Stand 2018. Online im Internet: URL: https://sprach-kitas.fruehe-chancen.de/ [Stand: 01.03.2018].

Bundesteilhabegesetz. Online im Internet: URL: https://www.bmas.de/DE/ Schwerpunkte/Inklusion/bundesteilhabegesetz.html [Stand: 31.07.2018].

Bunse, S., Hoffschildt, C. (2011). Sprachentwicklung und Sprachförderung im Elementarbereich. München: Olzog Verlag GmbH.

Buschmann, A. (2016). Heidelberger Elterntraining zur Förderung von Mehrsprachigkeit: Alltagsintegrierte Sprachförderung zuhause. In: U. Stitzinger, S. Sallat, S. & U. Lüdtke (Hrsg.), Sprache und Inklusion als Chance?! Expertise und Innovation für Kita, Schule und Praxis. (S. 363–369). Idstein: Schulz-Kirchner Verlag.

Chilla, S., Holler-Zittlau, I., Sack, C., van Minnen, S. (2016). Kinder mit Fluchterfahrung als sprachpädagogische Aufgabe. In: U. Stitzinger, S. Sallat, S. & U. Lüdtke (Hrsg.), Sprache und Inklusion als Chance?! Expertise und Innovation für Kita, Schule und Praxis. (S. 303–315). Idstein: Schulz-Kirchner Verlag.

Chomsky, N. (1981). Principles and parameters in syntactic theory. In: N. Hornstein & D. Lightfoot (Eds.), Explanation in linguistics: The logical problem of language acquisition. (pp. 32–75). London: Longman.

Clark, E. V. (2003). Languages and representations. In: D. Gentner, & S. E. Goldin-Meadow (Eds.), Language in mind: Advances in the study of language and thought. (pp. 17–24). Cambridge, MA: MIT Press.

Clark, E. V. (2017). Semantic Categories in Acquisition. In: H. Cohen & C. Lefebvre (Eds.), Handbook of Categorization in Cognitive Sciences. (pp. 397–421). New York: Elsevier.

COCHRANE. Medizinische Fachdatenbank. COCHRANE Datenbanken insb. DARE. The Database of Abstracts of Reviews of Effects. Online im Internet: URL: http://www.cochrane.de [Stand: 06.04.2018].

Conti-Ramsden, G., Jones, M. (1997). Verb use in specific language impairment. Journal of Speech and Hearing Research, 40, 1298–1313.

Critical Appraisal Skills Programme (CASP). Online im Internet: URL: https:// www.casp-uk.net [Stand: 27.05.2019].

DELBI. Online im Internet: URL: https://https://www.leitlinien.de/leitlinien-grundlagen/leitlinienbewertung/delbi [Stand: 06.04.2018].

Dell, G. S., Chang, F., Griffin, Z. M. (1999). Connectionist models of language production: Lexical access and grammatical encoding. Cognitive Science, 23, 517–542.

Dembski, N., Sander, S. (2013). Effekte einer rezeptionsorientierten semantisch-phonologischen Assoziations- und Antonympaartherapie auf semantisch-lexikalische Störungen deutsch-türkischsprachiger Kindergartenkinder. Unveröffentlichte Kooperationsexamensarbeit, Humanwissenschaftliche Fakultät der Universität zu Köln.

Dilling, H., Mombour, W., Schmidt, M. H. (2008). Internationale Klassifikation psychischer Störungen. Bern: Hans Huber.

Dockrell, J. E., Messer, D., George, R., Wilson, G. (2000). Naming in children with word-finding difficulties. Developmental delay or developmental difference? In: M. van den Beers, B. Bogaerde, G. Bol, J. de Jong & C. Rooijmans (Eds.), From sound to sentence: Studies on first language acquisition. (pp. 13–29). Groningen: Centre for Language and Cognition.

Dockrell, J. E., Messer, D., George, R. (2001). Patterns of naming objects and actions in children with word finding difficulties. Language and Cognitive Processes, 16, 261–286.

Dürner, J., Schöler, H. (2000). Die Schülerschaft der Schulen für Sprachbehinderte in Baden-Württemberg. Ergebnisse einer Elternbefragung. Die Sprachheilarbeit, 45, 4, 200–208.

Egert, F., Hopf, M. (2016). Zur Wirksamkeit von Sprachförderung in Kindertageseinrichtungen in Deutschland. Kindheit und Entwicklung, 25, 3, 153–163.

Ellinger, S. (2016). Ökonomisierung plus Inklusion = Evidenzbasierte Pädagogik? In: B. Ahrbeck, S. Ellinger, O. Hechler, K. Koch, & G. Schad (Hrsg.), Evidenzbasierte Pädagogik. Sonderpädagogische Einwände. (S. 100–128). Stuttgart: Kohlhammer.

Empfehlungen zur Arbeit in der Grundschule. Beschluss der Kultusministerkonferenz der Länder (KMK) in der Bundesrepublik vom 06.05.1994.

Engel de Abreu, P. M. J. (2011). Working memory in multilingual children: Is there a bilingual effect? Memory, 19, 5, 529–537. Online im Internet: URL: http://hdl.handle.net/10993/1839 [Stand: 20.03.2018].

Engel de Abreu, P. M. J., Cruz-Santos, A., Tourinho, C. J., Martin, R., Bialystok, E. (2012). Bilingualism enriches the poor: Enhanced cognitive control in low-income minority children. Psychological Science, 23, 11, 1363–1371. Online im Internet: URL: http://hdl.handle.net/10993/2253 [Stand: 20.03.2018].

Engel de Abreu, P. M. J., Baldassi, M., Puglisi, M. L., Befi-Lopes, D. M. (2013). Cross-linguistic and cross-cultural effects on verbal working memory and vocabulary: Testing minority-language children with an immigrant background. Journal of Speech, Language, and Hearing research, 56, 2, 630–642. Online im Internet: URL: http://hdl.handle.net/10993/1836 [Stand: 20.03.2018].

Engel de Abreu, P. M. J., Cruz-Santos, A., Puglisi, M. L. (2014). Specific language impairment in language-minority children from low-income families. International Journal of Language & Communication Disorders, 49, 6, 736–747. Online im Internet: URL: http://hdl.handle.net/10993/16364 [Stand: 20.03.2018].

Epstein, S., Flynn, S., Martohardjono, G. (1996). Second language acquisition: Theoretical and experimental issues in contemporary research. Brain and Behavioral Sciences, 19, 677–758.

Eubank, L. (1996). Negation in early German-English interlanguage: More valueless features in the L2 initial state. Second Langauge Research, 12, 73–106.

Eubank, L. (1994). Optionality and the initial state in L2 development. In T. Hoekstra & B. D. Schwartz (Eds.), Language acquisition studies in generative grammar. (pp. 369–388). Amsterdam: John Benjamins.

Fabbro, F. (1999). The neurolinguistics of bilingualism. An introduction. Hove: Psychology Press.

Fend, H. (2008). Schule gestalten. Systemsteuerung, Schulentwicklungsforschung und Unterrichtsqualität. Wiesbaden: VS Verlag für Sozialwissenschaften.

Fry, R. (2007). How far behind in math and reading are English language learners? Washington, D.C.: Report of the Pew Hispanic Center.

Füssenich, I. (2002). Semantik. In: Baumgartner, S., Füssenich, I. (Hrsg.), Sprachtherapie mit Kindern. (S. 63–103). München: Ernst Reinhardt Verlag.

Füssenich, I. (2000). Vorschläge für die Weiterentwicklung von schulischen und außerschulischen Leseförderkonzepten – Bildungspolitische Aspekte. In: W. Stark, T. Fitzner & C. Schubert (Hrsg.), Von der Alphabetisierung zur Leseförderung. Eine Fachtagung der Evangelischen Akademie. (S. 122–132). Stuttgart: Bad Boll.

Garlin, E., Merkle, S. (2007). KIKUS Materialien Deutsch. München: Hueber Verlag GmbH & Co. KG.

Gass, S. (1996). Second language acquisition and linguistic theory: The role of language transfer. In: W. Ritchie & T. K. Bhatia (Eds.), Handbook of second language acquisition. (pp. 317–345). San Diego: Academic Press.

Gass, S., Glew, M. (2008). Second language acquisition and bilingualism. In: J. Altarriba & R. R. Heredia (Eds.), An Introduction to Bilingualism. Principles and Processes. (pp. 265–294). New York: Erlbaum.

Gathercole, S. E. (2006). Nonword repetition and word learning: The nature of the relationship. Applied Psycholinguistics, 27, 4, 513–543.

Gawel, C. (2010). Effekte einer Antonympaar-Therapie auf lexikalische Störungen deutsch-türkischsprachiger Kinder. Unveröffentlichte Diplomarbeit an der Humanwissenschaftlichen Fakultät der Universität zu Köln.

Gebhardt, M. (2015). Gemeinsamer Unterricht von Schülerinnen und Schülern mit und ohne sonderpädagogischen Förderbedarf – ein empirischer Überblick. In: E. Kiel (Hrsg.), Inklusion im Sekundarbereich. (S. 39–52). Stuttgart: Verlag W. Kohlhammer.

Genesee, F. A. (1981). A comparison of early and late second language learning. Canadian Journal of Behavioural Science, 13, 2, 115–128.

Genesee, F. A. (1978). Longitudinal evaluation of an early immersion school program. Canadian Journal of Education, 3, 31–50.

Gentner, D., Goldin-Meadow, S. (Eds.), (2003). Language in mind: Advances in the study of language and thought. Cambridge, MA: MIT Press.

German, D. (1992). Word-finding intervention for children and adolescents. Topics in language disorders, 13, 33–50.

Glück, C. W. (1998). Kindliche Wortfindungsstörungen. Frankfurt am Main: Lang.

Glück, C. W. (2009). Semantisch-lexikalische Störungen als Teilsymptomatik von Sprachentwicklungsstörungen. In: M. Grohnfeldt (Hrsg.), Lehrbuch der Sprachheilpädagogik und Logopädie. Bd. 2. (S. 75–87). Stuttgart: Verlag W. Kohlhammer.

Glück, C. W. (2003). Semantisch-lexikalische Störungen bei Kindern und Jugendlichen. Therapieformen und ihre Wirksamkeit. Sprache – Stimme – Gehör, 27, 125–134.

Glück, C. W. (2012). Sprachheilpädagogik inklusiv: Sonderpädagogik zwischen sprachlicher Bildung, Sprachförderung und Sprachtherapie. Sonderpädagogische Förderung heute, 57, 2, 132–144.

Glück, C. W. (2011). Wortschatz- und Wortfindungstest – WWT 6–10. München: Elsevier.

Glück, C. W., Elsing, C. (2014). Gestörte Lexikonentwicklung. In: A. Fox-Boyer, S. Ringmann & J. Siegmüller (Hrsg.), Handbuch Spracherwerb und Sprachentwicklungsstörungen. (S. 73–86). München: Elsevier, Urban & Fischer.

Gogolin, I., Dirim, I., Klinger, T., Lange, I., Lengyel, D., Michel, U., Neumann, U., Reich H., Roth, H-J., Schwippert, K. (2011). Förderung von

Kindern und Jugendlichen mit Migrationshintergrund FörMig. Bilanz und Perspektiven eines Modellprogramms. Münster: Waxmann.

Gräsel, C., Parchmann, I. (2004). Implementationsforschung – oder: der steinige Weg, Unterricht zu verändern. Unterrichtsforschung, 32, 3, 196–214.

Grimm, H. (1999). Störungen der Sprachentwicklung. Grundlagen – Ursachen – Diagnose – Intervention – Prävention. Göttingen und Bern: Hogrefe Verlag für Psychologie.

Grohnfeldt, M. (2015). Inklusion als Prozess. In: M. Grohnfeldt (Hrsg.), Inklusion im Förderschwerpunkt Sprache. (S. 249–253). Stuttgart: Kohlhammer.

Grohnfeldt, M. (2016). Inklusion zwischen Anspruch und Wirklichkeit. In: U. Stitzinger, S. Sallat, S. & U. Lüdtke (Hrsg.), Sprache und Inklusion als Chance?! Expertise und Innovation für Kita, Schule und Praxis. (S. 59–66). Idstein: Schulz-Kirchner Verlag.

Grohnfeldt, M., Leonhardt, A. (2012). Die UN-Konvention und ihre Folgen – ein Überblick aus Sicht der Förderschwerpunkte Hören und Sprache. Sonderpädagogische Förderung heute, 57, 2, 121–131.

Grosche, M. (2017). Eine Analyse der Funktion von quantitativen Daten für evidenzbasierte Entscheidungen zur Ermöglichung der Zusammenarbeit von quantitativen und nicht-quantitativen Forschungszugängen. Sonderpädagogische Förderung heute, 62, 4, 360–371.

Hässig, A. (2018). Zur aktiven Einbindung der Eltern im Kontext sprachtherapeutischer Interventionen – Wünsche und Bedürfnisse von Eltern. Unveröffentlichte Bachelorarbeit. Gera: SRH Hochschule für Gesundheit.

Hartke, B., Blumenthal, Y., Voß, S. (2017). Evidenzbasierte (sonder-)pädagogische Praxis – Grenzen und Chancen. Sonderpädagogische Förderung heute, 62, 4, 372–382.

Hirsh-Pasek, K., Golinkoff, R. M., & Hollich, G. (2000). An emergentist coalition model for word learning. In: R. M. Golinkoff, K. Hirsh-Pasek, L. Bloom, L. B. Smith, A. L. Woodward, N. Akhtar, M. Tomasello, & G. Hollich (Eds.), Becoming a word learner: A debate on lexical acquisition. (pp. 136–164). New York: Oxford University Press.

Hofmann, N., Polotzek, S., Roos., J., Schöler, H. (2008). Sprachförderung im Vorschulalter – Evaluation dreier Sprachförderkonzepte. Diskurs Kindheits- und Jugendforschung, 3, 291–300.

Holler-Zittlau, I. (2014). Der große Spielefundus. Hamburg: Persen Verlag.

Holzwarth, W. (2000). Vom kleinen Maulwurf, der wissen wollte, wer ihm auf den Kopf gemacht hat. Wuppertal: Peter Hammer Verlag.

ICD 10 – Internationale statistische Klassifikation der Krankheiten und verwandter Gesundheitsprobleme. Hg. v. Deutschen Institut für

Medizinische Dokumentation und Information (DIMDI). Online im Internet: URL: https://www.dimdi.de/dynamic/de/klassifikationen/icd/icd-10-who/ [Stand: 21.05.2019].

ICD 10-GM – Internationale statistische Klassifikation der Krankheiten und verwandter Gesundheitsprobleme (2019). 10. Revision. German Modification Version 2019. Hg. v. Deutschen Institut für Medizinische Dokumentation und Information (DIMDI) im Geschäftsbereich des Bundesministeriums für Gesundheit (BMG). Köln und Berlin: Eigenverlag.

ICD 11 – Internationale statistische Klassifikation der Krankheiten und ver-wandter Gesundheitsprobleme. Hg. v. Deutschen Institut für Medizini-sche Dokumentation und Information (DIMDI). Online im Internet: URL: https://www.dimdi.de/dynamic/de/klassifikationen/icd/icd-11/ [Stand: 21.05.2019].

ICF – Internationale Klassifikation der Funktionsfähigkeit, Behinderung und Gesundheit (2005). Hg. v. Deutschen Institut für Medizinische Dokumentation und Information (DIMDI). Genf: WHO.

ICIDH-1 – International Classification of Functioning, Disability and Health (1980). Hg. v. World Health Organization. Geneva: WHO.

ICIDH-2 – International Classification of Functioning, Disability and Health (2000). Hg. v. World Health Organization. Geneva: WHO.

Iven, C. (2007). Sprachförderung contra Sprachtherapie. Die Sprachheilarbeit, 52, 2, 46–47.

Kaltenbacher, E. (2008). Deutsch für den Schulstart. Ein Förderprogramm für Vorschüler und Schulanfänger mit Deutsch als Erst- und Zweitsprache. Seminar für Deutsch als Fremdsprachenphilologie. Heidelberg: Universität Heidelberg.

Kannengieser, S. (2012). Sprachentwicklungsstörungen. Grundlagen, Diagnostik und Therapie. München: Elsevier, Urban & Fischer Verlag.

Kauschke, C. (2000). Der Erwerb des frühkindlichen Lexikons. Eine empirische Studie zur Entwicklung des Wortschatzes im Deutschen. Tübingen: Narr.

Kauschke, C. (2003). Der Erwerb der Kategorien Nomen und Verb im Deutschen und Koreanischen. In: S. Haberzettl & H. Wegener (Hrsg.), Spracherwerb und Konzeptualisierung. (S. 15–33). Frankfurt am Main: Lang.

Kauschke, C. (2007). Erwerb und Verarbeitung von Nomen und Verben. Tübingen: Niemeyer.

Kauschke, C. (1999). Früher Wortschatzerwerb im Deutschen: Eine empirische Studie zum Entwicklungsverlauf und zur Komposition des kindlichen Lexikons. In: J. Meibauer & M. Rothweiler (Hrsg.), Das Lexikon im Spracherwerb. (S. 128–156). Stuttgart: UTB.

Kauschke, C. (2018). SES – Nicht mehr spezifisch? Nicht mehr umschrieben? Logos, 3, 26, 196–199.

Kauschke, C., Siegmüller, J. (2002). Patholinguistische Diagnostik bei Sprachentwicklungsstörungen. München: Elsevier, Urban & Fischer Verlag.

Kauschke, C., Siegmüller, J. (2010). Patholinguistische Diagnostik bei Sprachentwicklungsstörungen. 2. Aufl. München: Elsevier, Urban & Fischer Verlag.

Kauschke, C., Siegmüller, J. (2006). Patholinguistische Therapie bei Sprachentwicklungsstörungen. München: Elsevier, Urban & Fischer Verlag.

Kellner, S., Korthaus-Johann, V. (2010). Effekte einer Assoziations- und Polysempaartherapie auf semantische und lexikalische Störungen deutsch-türkischsprachiger Grundschulkinder. Unveröffentlichte Diplomarbeit an der Humanwissenschaftlichen Fakultät der Universität zu Köln.

Kempfert, G., Rolff, H.-G. (Hrsg.). (2005). Qualität und Evaluation – Ein Leitfaden für Pädagogisches Qualitätsmanagement. Weinheim: Beltz.

Kiese-Himmel, C. (1999). Ein Jahrhundert Forschung zur gestörten Sprachentwicklung. Sprache – Stimme – Gehör, 23, 128–137.

Kiese-Himmel, C. (2008). Entwicklung sprach- und kommunikationsgestörter Kinder am Beispiel von „Late Talker" und Kindern mit spezifischen Sprachentwicklungsstörungen. In: M. Hasselhorn & R. K. Silbereisen (Hrsg.), Enzyklopädie der Psychologie. Themenbereich C: Theorie und Forschung. Serie V: Entwicklungspsychologie des Säuglings- und Kindesalters. Bd. 4. (S. 693–730). Göttingen, Bern, Toronto, Seattle: Hogrefe.

Klatt, G. (2003). Elleressemenne – Deutsch reden: ein Sprachprogramm für eine systematische Vermittlung der deutschen Sprache in Kindergarten und Vorschule. Bd 1. Berlin: Derdiedas-Verlag.

Klingberg, T., Fernell, E., Olesen, P. J., Johnson, M., Gustafsson, P., Dahlström, K., Gillberg, C. G., Fossberg, H., Westerberg, H. (2005). Computerized Training of Working Memory in Children with ADHD – A Randomized, Controlled Trial. Journal of American Academy of Child an Adolescent Psychiatry, 24, 177–186.

Klingberg, T., Forssberg, H., Westerberg, H. (2002). Training of Working Memory in Children with ADHD. Journal of Clinical and Experimental Neuropsychology, 24, 6, 781–791.

Kleinemann, K. (2002). Die Wortbaustelle – Morphemtraining: Der gute Weg zur besseren Rechtschreibung. Hamburg: AOL-Verlag.

Klemm, K. (2013). Inklusion in Deutschland – Eine bildungsstatistische Analyse. Gütersloh: Bertelsmann Stiftung.

Klemme, B., Siegmann, G. (Hg.) (2014). Clinical Reasoning. Therapeutische Denkprozesse lernen. Stuttgart: Thieme.

Kuhl, J., Gebhardt, M., Bienstein, P., Käppler, C., Quinten, S., Ritterfeld, U., Tröster, H., Wember, F. (2017). Implementationsforschung als Voraussetzung für eine evidenzbasierte sonderpädagogische Praxis. Sonderpädagogische Förderung heute, 62, 4, 383–393.

Leonard, L. B. (1998). Children with specific language impairment. Cambridge, MA: MIT Press.

Leuchtner, A. M. (2017). Auswirkungen unterschiedlicher Therapieformate auf die Effektivität in der Kindersprachtherapie am Beispiel semantisch-lexikalischer Störungen. Unveröffentlichte Bachelorarbeit an der SRH Hochschule für Gesundheit Gera.

Licandro, U. (2014). Zur Situation der sprachtherapeutischen Versorgung in den USA. In: M. Grohnfeldt (Hrsg.), Grundwissen der Sprachheilpädagogik und Sprachtherapie. (S. 151–156). Stuttgart: Kohlhammer.

Loos, R. (2005). Praxisbuch Spracherwerb 1–3: Sprachförderung im Kindergarten. Umfangreiches Material mit Kopiervorlagen. Praktische Vielfalt. Bd. 1–3. Langenfeld: Don Bosco Verlag.

Lothmann, J. K. M. (2012). Effekte einer rezeptionsorientierten semantisch-phonologischen Polysempaartherapie auf semantisch-lexikalische Störungen deutsch-türkischsprachiger Kindergartenkinder. Unveröffentlichte Kooperationsexamensarbeit, Humanwissenschaftliche Fakultät der Universität zu Köln.

Lüdtke, U. (2015). „Unterrichtsintegrierte Sprachtherapie" als Baustein eines multiprofessionellen Angebots in inklusiven schulischen Kontexten. In: M. Grohnfeldt (Hrsg.), Inklusion im Förderschwerpunkt Sprache. (S. 27–75). Stuttgart: Kohlhammer.

Lütje-Klose, B., Mehlem, U. (2015). Inklusive Sprachförderung als professionelle Entwicklungsaufgabe – Was braucht die Grundschule von der Sonderpädagogik? In: M. Grohnfeldt (Hrsg.), Inklusion im Förderschwerpunkt Sprache. (S. 105–123). Stuttgart: Kohlhammer.

Leu, H. R., Flämig, K., Frankenstein, Y., Koch, S., Pack, I., Schneider, K., Schweiger M. (2010). Bildungs- und Lerngeschichten: Bildungsprozesse in früher Kindheit beobachten, dokumentieren und unterstützen. Weimar: verlag das netz.

Mackey, A. (1995). Stepping up the pace: Input, interaction and interlanguage development: An empirical study of questions in ESL. Unpublished doctoral Dissertation. Sydney, Australia: University of Sydney.

Mähler, C., Jörns, C., Radtke, E., Schuchardt, K. (2015). Chancen und Grenzen eines Trainings des Arbeitsgedächtnisses bei Kindern mit und ohne Lese-/Rechtschreibschwierigkeiten. Zeitschrift für Erziehungswissenschaft, 18, 453–471.

Mannhard, A. (2006). Sprachförderung in Kindertageseinrichtungen. Logos Interdisziplinär, 14, 4, 269–278.

Mark, L. (2012). Zweisprachige Kinder mit semantisch-lexikalischen Störungen – Über die Wirksamkeit einer Antonympaar-Therapie im Gruppenformat zur Förderung des produktiven Wortschatzes. Unveröffentlichte Examensarbeit an der Humanwissenschaftlichen Fakultät der Universität zu Köln.

Marshall, J. C. (2003). Noun-verb-dissociations – evidence from acquisition and developmental and acquired impairments. Journal of Neurolinguistics, 16, 67–84.

Mayberry, R. I., Kluender, R. (2017). Rethinking the critical period for language: New insights into an old question from American Sign Language. Bilingualism: Language and Cognition. Online im Internet: URL: https://doi.org/10.1017/S1366728918000585 [Stand: 31.08.2018].

Mayer, A. (2008). Phonologische Bewusstheit, Benennungsgeschwindigkeit und automatisierte Leseprozesse. Aufarbeitung des Forschungsstandes und praktische Fördermöglichkeiten. Aachen: Shaker Verlag.

McGregor, K. K. (2004). Semantics. In: R. D. Kent (Ed.), MIT encyclopedia of communication sciences and disorders. (pp. 395–398). Cambridge: MIT Press.

McGregor, K. K. (2009). Semantics in Child Language Disorders. In: R. G. Schwartz (Ed.), Handbook of Child Language Disorders. (pp. 365–387). New York: Psychology Press.

McNeil, L., Coppola, E., Radigan, J., Vasquez-Heilig, J. (2008). Avoidable losses: High-stakes accountability and the dropout crisis. Education Policy Analysis Archives, 16, 3, 1–5.

Medline. Medizinische Fachdatenbank. Medical Literature Analysis and Retrieval System Online. Online im Internet: URL: http://www.medline.de [Stand: 06.04.2018].

Melby-Lervåg, M., Hulme, C. (2013). Is Working Memory Training Effective? A Meta-Analytic Review. Developmental Psychology, 49, 2, 270–291.

Meyerhoff, E. (2013). Auswirkungen einer rezeptionsorientierten Assoziationstherapie im Gruppenformat auf semantisch-lexikalische Störungen bei zweisprachigen Kindergartenkindern. Unveröffentlichte Examensarbeit, Humanwissenschaftliche Fakultät der Universität zu Köln.

Mißling, S., Ückert, O. (2014). Inklusive Bildung: Schulgesetze auf dem Prüfstand. Berlin: Deutsches Institut für Menschenrechte.

Möller, D., Spreen-Rauscher, M. (2009). Frühe Sprachintervention mit Eltern. L. Springer & D. Schrey-Dern (Hrsg.). Stuttgart: Thieme Verlag.

Motsch, H.-J. (2013, 2011 als Arbeitsversion). ESGRAF-MK: Evozierte Diagnostik grammatischer Fähigkeiten für mehrsprachige Kinder. Ernst Reinhardt Verlag, München.

Motsch, H.-J. (2008). ESGARF-R – Modularisierte Diagnostik grammatischer Störungen. Ernst Reinhardt Verlag, München.

Motsch, H. J., Ulrich, T. (2012). Effects of the strategy therapy 'lexicon pirate' on lexical deficits in preschool age: A randomized controlled trial. Child Language Teaching and Therapy, 28, 159–175.

Motsch, H. J., Marks, D.-K. (2015). Efficacy of the Lexicon Pirate strategy therapy for improving lexical learning in school-age children: A randomized controlled trial. Child Language Teaching and Therapy 31, 2, 237–255.

Motsch, H.-J., Marks, D.-K., Ulrich, T. (2016). Wortschatzsammler. Evidenzbasierte Strategietherapie lexikalischer Störungen im Kindesalter. München: Ernst Reinhardt Verlag.

Motsch, H.-J., Marks, D.-K., Ulrich, T. (2018). Wortschatzsammler. Evidenzbasierte Strategietherapie lexikalischer Störungen im Kindesalter. München: Ernst Reinhardt Verlag.

Motsch, H.-J., Mayer, A. (2012). Der Wortschatz-Sammler: Interventionsstudie zum Vergleich lexikalischer Strategie- und Elaborationstherapie. Stand: 2012. Online im Internet: URL: http://www.hf.uni-koeln.de/31284 [Stand: 01.05.2012].

Motsch, H.-J., Ulrich, T. (2012). „Wortschatzsammler" und „Wortschatzfinder" – Effektivität neuer Therapieformate bei lexikalischen Störungen im Vorschulalter. Sprachheilarbeit 57, 70–78.

Müller, H. (2013). Effekte einer spezifischen Polysempaartherapie im Gruppenformat auf semantisch-lexikalische Störungen bei zweisprachigen Grundschulkindern. Unveröffentlichte Bachelorarbeit an der Humanwissenschaftlichen Fakultät der Universität zu Köln.

Myles, F. (2002). Second language acquisition (SLA) research: its significance for learning and teaching issues. Monash University: LLAS Centre for Languages, Linguistics and Area Studies. Online im Internet: URL: https://www.llas.ac.uk//resources/gpg/421 [Stand: 27.03.2018].

Nelson K. (1988). Constraints on word learning? Cognitive Development, 3, 221–246.

Newport, E. L. (2018). Is there a critical period for L1 but not L2? Bilingualism: Language and Cognition, Online im Internet: URL: https://doi.org/10.1017/S1366728918000305 [Stand: 31.08.2018].

Nicoladis, E. (2008). Bilingualism and Language Cognitive Development. In: J. Altarriba, & R. R. Heredia (Eds.), An Introduction to Bilingualism. Principles and Processes. (pp. 167–181). New York: Erlbaum.

Norris, J., Ortega L. (2001). Does Type of Instruction make a Difference? Substantive Findings from a Meta-analytic Review. In: R. Ellis (Ed.), Form-Focused Instruction and Second Language Learning. (pp. 157–213). Malden, MA: Blackwell.

Norris, J., Ortega, L. (2000). Effectiveness of L2 Instruction: A Research Synthesis and Quantitative Meta-analysis. Language Learning, 50, 417–528.

Odlin, T. (2003). Cross-linguistic influence. In: C. Doughty & M. Long (Eds.), The handbook of second language acquisition. (pp. 436–486). Oxford, UK: Blackwell Publishers.

Panagiotopoulou, A. (2016). Mehrsprachigkeit in der Kindheit: Perspektiven für die frühpädagogische Praxis. München: WiFF.

PEDro-Skala. Online im Internet: URL: https://www.pedro.org.au/german/downloads/pedro-scale/ [Stand: 09.04.2018].

Penner, Z. (1996). Intervention bei spezifischen sprachlichen Defiziten der fremdsprachigen Kinder. Verein Berner Logopädinnen und Logopäden Bulletin, 1, 19–28.

Penner, Z. (2008). Sprache und frühkindliche Bildung. Das Kon-Lab-Sprachprogramm. Berg: Kon-Lab GmbH.

Polotzek, S., Hofmann, N., Roos, J., Schöler, H. (2015). Sprachliche Förderung im Elementarbereich. Beschreibung dreier Sprachförderprogramme und ihre Beurteilung durch Anwenderinnen. In: M. R. Textor (Hrsg.): Kindergartenpädagogik-Online-Handbuch. Online im Internet: URL: http://www.kindergartenpaedagogik.de/1726.html [Stand: 29.04.2015].

PubMed. Medizinische Fachdatenbank. Public/ Publisher MEDLINE. Online im Internet: URL: http://www.ncbi.alm.nih.gov/pubmed/ [Stand: 06.04.2018].

Reber, K., Schönauer-Schneider, W. (2009). Bausteine sprachheilpädagogischen Unterrichts. München: Ernst Reinhardt Verlag.

Rehabilitations-Richtlinie. Online im Internet: URL: https://www.g-ba.de/informationen/richtlinien/23/ [Stand: 31.07.2018].

Ritterfeld, U. (2005). Interventionsprinzipien bei Spracherwerbsstörungen. Stand 2018. Online im Internet: URL: https://www.bildungsserver.de/onlineressource.html?onlineressourcen_id=33327 [Stand: 14.03.2018].

Ritterfeld, U. (1999). Pragmatische Elternpartizipation in der Behandlung dysphasischer Kinder. Sprache – Stimme – Gehör, 23, 4, 192–197.

Ritterfeld, U. (2012). Sprachförderung und Sprachtherapie. Zwei Seiten einer Medaille? Eine Diskussion unter Kolleginnen. Logos interdisziplinär, 20, 3, 204–219.

Ritterfeld, U., Dehnhardt, C. (1998). Elternarbeit in der Sprachtherapie. Kindheit und Entwicklung, 7, 3, 163–171.

Rodrian, B. (2009). Elterntraining Sprachförderung. Handreichung für Lehrer, Erzieher und Sprachtherapeuten. München: Reinhardt Verlag.

Rothweiler, M., Kroffke, S. (2006). Bilingualer Spracherwerb: Simultane und sukzessive Mehrsprachigkeit. In: J. Siegmüller & H. Bartels (Hrsg.), Leitfaden Sprache – Sprechen – Schlucken – Stimme. (S. 44–49). München: Elsevier.

Rothweiler, M., Kauschke, C. (2007). Lexikalischer Erwerb. In: H. Schöler & A. Welling (Hrsg.), Handbuch Sonderpädagogik. Bd. 1. Sonderpädagogik der Sprache. (S. 42–57). Göttingen: Hogrefe.

Ruberg, T., Rothweiler, M. (2012). Spracherwerb und Sprachförderung in der KiTa. Stuttgart: Kohlhammer Verlag.

Rumberger, R. (2007). Lagging behind: Linguistic minorities' education progress during elementary school. University of California Linguistic Minority Research Institute Newsletter, 16, 2, 1–3.

Rupp, S. (2013). Semantisch-lexikalische Störungen bei Kindern. Sprachentwicklung: Blickrichtung Wortschatz. Berlin: Springer Verlag.

Sachse, S., Budde, N., Rinker, T., Groth, K. (2012). Evaluation einer Sprachfördermaßnahme für Vorschulkinder. Frühe Bildung, 1, 4, 194–201.

Sallat, S., Hofbauer, C., Jurleta, R. (2017). Inklusion an den Schnittstellen sprachlichen Bildung, Sprachförderung und Sprachtherapie. Eine Expertise der Weiterbildungsinitiative Frühpädagogische Fachkräfte (WIFF). Hg. v. Deutsches Jugendinstitut e.V. (DJI). Frankfurt am Main: Henrich Druck + Medien GmbH.

Schellberg, M. (2012). Auswirkungen einer rezeptionsorientierten Polysempaartherapie im Gruppenformat auf semantisch-lexikalische Störungen bei zweisprachigen Kindergartenkindern. Unveröffentlichte Examensarbeit, Humanwissenschaftliche Fakultät der Universität zu Köln.

Schlesiger, C. (2007). Das Late-Talker-Therapiekonzept. Sprachtherapeutische Frühintervention bei zweijährigen Kindern. Forum Logopädie, 15, 2, 119–128.

Schlösser, E. (2007). Wir verstehen uns gut. Spielerisch Deutsch lernen. Methoden und Bausteine zur Sprachförderung für deutsche und zugewanderte Kinder als Integrationsbeitrag in Kindergarten und Grundschule. Ökotopia Verlag, Münster.

Schneider, P., Lüdemann, D. (2006). Beteiligung der Eltern an der Therapie von Kindern mit Kommunikationsstörungen. In: G. Böhme (Hrsg.), Sprach-, Sprech, Stimm- und Schluckstörungen. 4. Auflage. München: Urban & Fischer Verlag.

Schoenmakers, D. (2012). Zur rezeptionsorientierten semantisch-phonologischen Elaboration bei semantisch-lexikalischen Störungen zweisprachiger Kindergartenkinder – Überprüfung eines Gruppenformates.

Unveröffentlichte Examensarbeit, Humanwissenschaftliche Fakultät der Universität zu Köln.

Schrieber, S. A. L. (2013). Effekte einer Elaborationstherapie im Gruppenformat auf semantisch-lexikalische Störungen zweisprachiger Grundschulkinder. Unveröffentlichte Examensarbeit an der Humanwissenschaftlichen Fakultät der Universität zu Köln.

Schwahn, D. (2013). Auswirkungen einer rezeptionsorientierten Antonympaartherapie im Gruppenformat auf semantisch-lexikalische Störungen bei zweisprachigen Kindergartenkindern. Unveröffentlichte Examensarbeit, Humanwissenschaftliche Fakultät der Universität zu Köln.

Schwartz, R. G., Leonard, L. B., Messick, C., Chapman, K. (1987). The acquisition of object names in children with specific language impairment: Action context and word extension. Applied Psycholinguistics, 8, 3, 233–244.

Schwartz, B. D., Sprouse, R. (1996). L2 cognitive states and the full transfer/ full access model. Second Language Research, 12, 40–72.

Shea, B. J., Grimshaw, J. M., Wells, G. A., Boers, M., Andersson, N., Hamel, C., Porter, A. C., Tugwell, P., Moher, D., Bouter, L. M. (2007). Development of AMSTAR: a measurement tool to assess the methodological quality of systematic reviews. BMC Medical Research Methodology, 7, 10–17.

Slobin, D. I. (2001). Form/ function relations: How do children find out what they are? In: M. Bowerman & S. C. Levinson (Eds.), Language acquisition and conceptual development. (pp. 406–449). Cambridge: Cambridge University Press.

Slobin, D. I. (1996). From 'thought and language' to 'thinking for speaking'. In: J. J. Gumperz & S. C. Levinson (Eds.), Rethinking linguistic relativity. (pp. 70–96). Cambridge: Cambridge University Press.

Smith, L. (2000). Learning how to learn words: An associative crane. In: R. M. Golinkoff, K. Hirsh-Pasek, L. Bloom, L. B. Smith, A. L. Woodward, N. Akhtar, M. Tomasello, & G. Hollich (Eds.), Becoming a word learner: A debate on lexical acquisition. (pp. 51–80). New York: Oxford University Press.

Sozialgesetzbuch IX (SGB IX). Rehabilitation und Teilhabe von Menschen mit Behinderungen. Online im Internet: URL: https://www.sozialgesetzbuch-sgb.de/sgbix/1.html [Stand: 31.07.2018].

speechBITE. Sprachpathologische Fachdatenbank. Speech Pathology Database for Best Interventions and Treatment Efficacy. Online im Internet: URL: http://www.speechbite.com [Stand: 06.04.2018].

Sprachentwicklungsstörungen (SES), Diagnostik von, unter Berücksichtigung umschriebener Sprachentwicklungsstörungen (USES). Leitlinie AWMF online. Online im Internet: URL: https://www.awmf.org/leitlinien/detail/ ll/049-006.html [Stand: 30.06.2018].

Springer-Geldmacher, M. (1999). Rucksack Kita. Ein Konzept zur Sprachförderung und Elternbildung im Elementarbereich. Online im Internet: URL: http://www.stadtteilarbeit.de/themen/migrantinnenstadtteil/familienbildung-sprachfoerderung/190-raa-rucksack [Stand: 30.04.2015].

Stalder, K. (1996). Behinderter Zweitspracherwerb. Logopädische Therapie für fremdsprachige Kinder. In: H. Schneider & J. Hollenweger (Hrsg.), Mehrsprachigkeit und Fremdsprachigkeit. Arbeit für die Sonderpädagogik? Luzern, Ed. SZH/ SPC, 91–118.

Suchodoletz, W. v. (2003). Umschriebene Sprachentwicklungsstörungen. Monatsschrift Kinderheilkunde, 151, 31–37.

Swain. M. (1978). French immersion: Early, late or partial? The Canadian Modern Language Review, 34, 557–585.

Tate, R. L., McDonald, S., Perdices, M., Togher, L., Schultz, R., Savage, S. (2008). Rating the methodological quality of single-subject designs and n-of-1 trials: Introducing the Single Case Experimental Design (SCED) Scale. Neuropsychological rehabilitation, 18, 4, 385–401, DOI: 10.1080/09602010802009201.

Tellegen, P.J., Laros, J.A., Petermann, F. (2007). SON-R 2 ½-7. Non-verbaler Intelligenztest. Hogrefe, Göttingen.

Tomasello, M. (1998). Reference: Intending that others jointly attend. Pragmatics and Cognition, 6, 219–234.

Tomasello, M. (2000). The social-pragmatic theory of word learning. Pragmatics, 10, 4, 401–413.

Tomblin, J., Smith, W., Zhanf, X. (1997). Epidemiology of specific language impairment: prenatal and perinatal risk factors. Journal of Communication Disorders, 30, 325–342.

Tomlin, G., Borgetto, B. (2011). Research Pyramid: a new evidence-based practice model for occupational therapy. American Journal of Occupational Therapy, 65, 2, 189–196.

Tracy, R., Schulz, P. (2011). Linguistische Sprachstandserhebung – Deutsch als Zweitsprache (LiSe-DaZ). Hogrefe Verlag, Göttingen.

Ulrich, T., Schneggenburger, K. (2012). Lexikalische Strategietherapie für Vorschulkinder mit dem „Wortschatzsammler". Sprachförderung und Sprachtherapie, 2, 63–71.

United Nations (2006). Convention on the Rights of Persons with Disabilities. Online im Internet: URL: https://www.un.org/development/desa/disabilities/convention-on-the-rights-of-persons-with-disabilities.html [Stand: 31.07.2018].

van Minnen, S. (2014a). Sprachförderung in Alltag und Spiel. Unveröffentlichte Masterarbeit, Universität Giessen.

van Minnen, S. (2014b). SAuS – Sprache in Alltag und Spiel kompetent fördern. In: S. Sallat, M. Spreer, & C. W. Glück (Hrsg.), Sprache professionell fördern. (S. 54–60). Idstein: Schulz-Kirchner Verlag.

Wagner, L. (2008). Screening der Erstsprachfähigkeit bei Migrantenkindern (Russisch-Deutsch, Türkisch-Deutsch). Computergestütztes Verfahren zur Feststellung des Sprachstandes in der Erstsprache bei Kindern mit Migrationshintergrund. Eugen Wagner Verlag, München.

Wahn, C. (2014). Bedeutung von Polysemie, Antonymie und Assoziationen im Spracherwerb – Zweisprachigkeit in der Sprachförderung und Sprachtherapie von sprachentwicklungsverzögerten und spracherwerbsgestörten Kindern im Grundschulalter. Zeitschrift für Angewandte Linguistik, 61 (1), 77–100, http://dx.doi.org/10.1515/zfal-2014-0017.

Wahn, C. (2013). Entwicklung und Modifikation des semantisch-lexikalischen Systems im Spracherwerb. Peter Lang GmbH. Internationaler Verlag der Wissenschaften Edition, Frankfurt am Main.

Wahn, C. (2016). Zur sprachspezifischen Förderung von Grundschulkindern am Beispiel der semantisch-lexikalischen Spracherwerbsebene – erste Ergebnisse einer Evaluation von Förderformaten als Kurzzeitintervention. mitSprache – Zeitschrift für Sprachheilpädagogik, 3, 5–20.

Wahn, C. (2016). Zur sprachspezifischen Förderung von Vorschulkindern am Beispiel der semantisch-lexikalischen Spracherwerbsebene – erste Ergebnisse einer Evaluation von Förderformaten als Kurzzeitintervention. Frühförderung Interdisziplinär, 4, 210–223.

Walter, S., Arslano, A., Engin, H. Leue, R. (2003). Sprachförderkoffer für Kindertagesstätten. Berlin: Institut für kreative Sprachförderung und interkulturelle Kommunikation (BMBF).

Westhoff, R. (2013). Zur Effektivität der semantisch-phonologischen Elaboration in einem rezeptionsorientierten Einzelformat – Welcher Effekt kann für deutsch-türkischsprachige Kinder im Vorschulalter erzielt werden? Unveröffentlichte Bachelorarbeit, Humanwissenschaftliche Fakultät der Universität zu Köln.

Wode, H. (1988). Einführung in die Psycholinguistik. Eine Einführung in die Lehr- und Lernbarkeit von Sprachen. Theorien – Methoden – Ergebnisse. Ismaning: Max Hueber Verlag.

Zelinski, P. (2012). Mitarbeit im Forschungsprojekt „Therapiestudien zu einer produktions- und rezeptionsorientierten Sprachtherapie (Einzel- und Gruppentherapieformate) und deren Effekte auf semantisch-lexikalische Störungen zweisprachiger Vor- und Grundschulkinder" von Prof. Dr. Claudia Wahn an der Humanwissenschaftlichen Fakultät, Universität zu Köln.

Zollinger, B. (1995). Die Entdeckung der Sprache. Bern: Haupt.

Zollinger, B. (1986). Spracherwerbsstörungen. Grundlagen zur Frühfassung und Frühtherapie. Bern: Haupt.

8 Anhang

8.1 Verzeichnis der Tabellen

Tabellen

8.2 Vergleich der Förder- und Therapieformate POF, ANF, ASF und ELF als Gruppen- und Einzelsetting

Tab. 1: *Vergleich der Förderformate POF, ANF, ASF und ELF (Gruppe, 3–6-Jährige)*

Format	Name	Alter	%-uale Zuwächse (gerundet) im jeweiligen Förderformat PDSS (rezeptiv)	%-uale Zuwächse (gerundet) im jeweiligen Förderformat QL – Therapieeffekt	durchschnittlicher %-Wert (gerundet) im jeweiligen Förderformat aus PDSS (rezeptiv) + QL (Therapieeffekt)_alle Kinder im jeweiligen Format	durchschnittlicher %-Wert der Förderformate im Vergleich
POF	Kauthar	5;1	6	68		POF vs. ANF: 36 vs. 16
	Heider	4;7	1	61	36	POF vs. ASF: 36 vs. 11
	Khadija	5;2	1	67		POF vs. ELF: 36 vs. 28
	Mert	4;11	15	68		
ANF	Berta	4;2	- 2	27		ANF vs. POF: 16 vs. 36
	Lydia	4;4	3	13	16	ANF vs. ASF: 16 vs. 11
	Ali	5;2	17	26		ANF vs. ELF: 16 vs. 28
	Guda	4;10	12	30		
ASF	Besian	5;4	34	-		ASF vs. POF: 11 vs. 36
	Amirali	4;9	1	-	11	ASF vs. ANF: 11 vs. 16
	Anmar	4;0	7	-		ASF vs. ELF: 11 vs. 28
	Safiya	4;4	0	-		
ELF	Cinderella	4;8	19	57		ELF vs. POF: 28 vs. 36
	Tuana	4;11	- 82	55	28	ELF vs. ANF: 28 vs. 16
	Ali-Can	4;1	0	-		ELF vs. ASF: 28 vs. 11
	Hiyab	4;5	61	56		

Tab. 2: *Vergleich der Förderformate POF, ANF, ASF und ELF (Einzel, 3–6-Jährige)*

Test	PDSS (L2 – Deutsch)		Qualitative Wortliste							
Subtest	rezeptiv (alle Subtests)	rezeptiv (alle Subtests)	QL – gesamt		QL – Trainings- effekt		QL – Therapie- effekt			
Testzeitpunkt	T1-T2 (Diff. RW Ø)	T1-T2 (Diff. PR Ø)	T1	T2	T1	T2	T1	T2		
For-mat	Name	Alter								
POF	Selcuk	5;0	2	11	19	21	6	7	13	14
	Deniz	5;5	2	1	18	20	7	7	11	13
	Tuncay	4;10	1	0	16	20	5	6	11	14
	Elifnaz	4;7	2	21	13	20	4	7	9	13
	Mustafa	4;8	1	24	18	19	6	7	12	12
ANF	Eray	6;1	6	- 6	8	18	5	14	3	4
	Ece	4;2	2	6	12	15	9	11	3	4
	Sila	4;6	- 1	0	7	17	5	13	2	4
	Samet	4;10	2	- 1	-	9	-	7	-	2
	Dervis	3;7	1	- 4	-	11	-	9	-	2
ASF	Sudenaz	3;2	2	13	8	11	5	7	3	4
	Mustafa	4;6	3	24	12	19	7	13	5	6
	Muhammed E.	4;10	5	11	7	11	3	8	4	7
	Efekan	5;7	0	5	16	20	9	13	7	7
	Bedia	5;6	- 7	- 6	15	19	9	13	6	6
ELF	Ersin	4;7	0	0	8	19	1	7	7	12
	Barlas	4;6	3	17	14	24	2	8	12	16
	Zeynep	3;10	0	0	0	3	0	2	0	1
	Egehan	5;3	2	13	10	17	1	6	9	11
	Berkay	4;6	6	33	12	17	2	6	10	11

Tab. 3: *Vergleich Einzel vs. Gruppe über alle Formate (3–6-Jährige)*

Test bei gepaarten Stichproben

| | Gepaarte Differenzen | | | | | T | df | Sig. (2-seitig) |
| | Mittelwert | Standardabweichung | Standardfehler des Mittelwertes | 95% Konfidenzintervall der Differenz | | | | |
				Untere	Obere			
Ein_PDSS_D_No_D – Gr_PDSS_D_No_D	-,538	4,841	1,343	-3,464	2,387	-,401	12	,695
Ein_PDSS_D_Ve_D – Gr_PDSS_D_Ve_D	-1,429	3,995	1,068	-3,735	,878	-1,338	13	,204
Ein_PDSS_D_Ad_D – Gr_PDSS_D_Ad_D	-,667	3,601	1,040	-2,955	1,622	-,641	11	,534
Ein_PDSS_D_Pr_D – Gr_PDSS_D_Pr_D	-45,000	48,528	12,132	-70,859	-19,141	-3,709	15	,002
Ein_QL_ge_D – Gr_QL_ge_D	-29,444	43,082	10,154	-50,868	-8,020	-2,900	17	,010

Tab. 4: *Vergleich der Förderformate POF, ANF, ASF und ELF (Gruppe, 7–10-Jährige)*

Format	Name	Alter	%-uale Zuwächse (gerundet) im jeweiligen Förderformat WWT 6–10 (expressiv)	%-uale Zuwächse (gerundet) im jeweiligen Förderformat QL – Therapieeffekt	durchschnittlicher %-Wert (gerundet) im jeweiligen Förderformat aus WWT 6–10 (expressiv) + QL (Therapieeffekt)_alle Kinder im jeweiligen Format	durchschnittlicher %-Wert der Förderformate im Vergleich
POF	Isabel	7;1	50	33	30	POF vs. ANF: 30 vs. 91
	Kevin	7;7	18	38		POF vs. ASF: 30 vs. 64
	Andre	7;5	12	30		POF vs. ELF: 30 vs. 76
	Serdan	7;4	44	11		
ANF	Emin	7;4	73	50	91	ANF vs. POF: 91 vs. 30
	Anjelika	7;5	110	80		ANF vs. ASF: 91 vs. 64
	Azra	7;4	257	50		ANF vs. ELF: 91 vs. 76
	Laura	7;6	52	55		
ASF	Miray	7;4	40	5	64	ASF vs. POF: 64 vs. 30
	Markus	6;9	74	90		ASF vs. ANF: 64 vs. 91
	Büsra	7;7	93	54		ASF vs. ELF: 64 vs. 76
	Paola	7;6	74	80		
ELF	Alina	6;1	120	29	76	ELF vs. POF: 76 vs. 30
	Elias	6;0	130	50		ELF vs. ANF: 76 vs. 91
	Ola	6;8	67	89		ELF vs. ASF: 76 vs. 64
	Paula	6;9	56	64		

Tab. 5: *Vergleich der Förderformate POF, ANF, ASF und ELF (Einzel, 7–10-Jährige)*

Test			WWT 6–10 (L2 Deutsch)				Qualitative Wortliste					
Subtest			expressiv		rezeptiv		QL – gesamt		QL – Trainings-effekt		QL – Therapie-effekt	
Testzeitpunkt			T1	T2	T1	T2	T1	T2	T1	T2	T1	T2
For-mat	Name	Alter										
POF	Esra	6;5	17	47	60	81	37	76	22	48	15	28
	Gizem	6;9	23	52	73	90	35	75	17	45	18	30
	Emir	7;0	23	48	80	85	36	79	17	47	19	32
	Furkan	6;1	7	45	57	79	33	78	16	47	17	31
	Sewal	8;2	18	44	62	76	28	73	17	45	11	28
ANF	Ali	6;9	30	25	65	78	33	71	13	42	19	29
	Didem	7;4	4	17	36	54	18	32	4	15	14	17
	Müslüm	6;10	20	38	54	76	39	60	12	33	27	27
	Sewal	7;7	10	25	51	66	26	50	9	25	17	25
	Rojin	6;11	12	35	43	75	31	62	14	33	17	29
ASF	Osman	6;4	11	42	56	78	19	32	13	20	6	12
	Zührenaz	6;4	10	49	54	84	23	31	17	21	6	11
	Selin	6;0	16	48	67	80	23	30	13	20	10	9
	Koray	6;5	26	60	70	91	26	33	16	21	10	11
	Cansu	7;4	25	51	71	85	23	32	15	21	8	11
ELF	Sait	7;4	9	23	61	64	40	60	16	31	24	29
	Gabriel	7;4	10	11	59	63	35	54	15	28	20	26
	Göcke	7;1	15	21	74	72	42	59	17	28	25	31
	Murat	7;4	11	25	68	62	40	61	15	31	25	30
	Meltem	6;9	16	28	63	70	34	52	13	23	21	29

Tab. 6: *Vergleich Einzel vs. Gruppe über alle Formate (7–10-Jährige)*

Test bei gepaarten Stichproben

	Gepaarte Differenzen					T	df	Sig. (2-seitig)
	Mittelwert	Standardabweichung	Standardfehler des Mittelwertes	95% Konfidenzintervall der Differenz				
				Untere	Obere			
Ein_WWT_D_ex_D – Gr_WWT_ex_D	8,563	13,510	3,378	1,363	15,762	2,535	15	,023
Ein_WWT_D_re_D – Gr_WWT_re_D	7,125	13,436	3,359	-,034	14,284	2,121	15	,051
Ein_QL_ge_D – Gr_QL_ge_D	-8,313	12,360	3,090	-14,899	-1,726	-2,690	15	,017
Ein_QL_Tr_D – Gr_QL_Tr_D	-9,125	6,692	1,673	-12,691	-5,559	-5,454	15	,000
Ein_QL_Th_D – Gr_QL_Th_D	-,188	7,387	1,847	-4,124	3,749	-,102	15	,920

Tab. 7: *Signifikante Ergebnisse im Vergleich über alle Einzelformate (7–10-Jährige)*

Förderung 1	Förderung 2	Abhängige Variable	Mittelwert-differenz (1–2)	Standardfehler	Sig.	99 % Konfidenzintervall	
						Untergrenze	Obergrenze
PT	ET	WWT_T_re_D	32,000*	6,044	,000	9,81	54,19
	ANT	WWT_T_re_D	28,400*	6,044	,001	6,21	50,59
	ET	WWT_D_ex_D	20,200*	4,411	,002	4,00	36,40
	ANT	WWT_D_ex_D	16,800*	4,411	,008	0,60	33,00
	ET	WWT_D_re_D	14,600	4,212	,015	-0,86	30,06
AT	ET	WWT_D_ex_D	23,000*	4,411	,000	6,80	39,20
	ET	WWT_T_re_D	26,800*	6,044	,002	4,61	48,99
	ANT	WWT_D_ex_D	19,600*	4,411	,002	3,40	35,80
	ET	WWT_D_re_D	18,800*	4,212	,002	3,34	34,26
	ANT	WWT_T_re_D	23,200*	6,044	,007	1,01	45,39
	ET	WWT_T_ex_D	9,200	3,356	,063	-3,12	21,52
ANT	ET	WWT_D_re_D	18,800*	4,212	,002	3,34	34,26

BAD SALZHAUSENER BEITRÄGE ZUR APHASIEFORSCHUNG

Herausgegeben von Berthold Simons

Band   1   Berthold Simons / Axel Körner (Hrsg.): Gruppentherapie in der Klinischen Linguistik. 1991.

Band   2   Berthold Simons: Linguistische Übungen für Sprachgestörte. Ein Übungsbuch für Patienten und Angehörige. 1992. 2. Aufl. 1995. 3., durchges. Aufl. 1998.

Band   3   Ulrike Müller: Graphische Symbolsysteme in der Aphasietherapie. Ihre theoretische Begründung und praktische Erprobung auf der Grundlage differenzierter Einzelfallbeschreibungen. 1992.

Band   4   Berthold Simons: Schreib- und Leseübungen für Sprachgestörte. Ein Übungsbuch für Patienten und Angehörige. 1994. 2., korr. und erg. Aufl. 1996.

Band   5   Berthold Simons: Wort, Satz und Text. Praktische Übungen für Sprachgestörte. 1995, 2., korr. und erg. Aufl. 1996.

Band   6   Berthold Simons (Hrsg.): Gruppentherapie bei Aphasie. Probleme und Lösungen. 1996.

Band   7   Berthold Simons: Therapie akuter Aphasien. 1997.

Band   8   Berthold Simons: Modalität Nachsprechen. Materialien für die Dysarthrie-, Dysprosodie- und Aphasiebehandlung. 1998.

SCHRIFTEN ZUR SPRACHFÖRDERUNG
Neurolinguistische, logopädische und sprachheilpädagogische Therapie und Förderpraxis

Herausgegeben von Berthold Simons und Franz J. Stachowiak

Band   9   Berthold Simons: Therapie leichter Aphasien. Materialien für die sprachliche Rehabilitation. 2011.

SCHRIFTEN ZUR SPRACHTHERAPIE UND SPRACHFÖRDERUNG
Neurolinguistische, logopädische und sprachheilpädagogische Theorie und Praxis

Herausgegeben von Martina Hielscher-Fastabend, Berthold Simons und Franz J. Stachowiak

Band   10   Berthold Simons: Sprachförderung bei demenziellen Störungen. 2015.

Band   11   Claudia Wahn: Zweisprachigkeit und das semantische Lexikon. Gezielte, sprachspezifische Förderung und Therapie in der Kita und Grundschule. 2020.

www.peterlang.de

www.ingramcontent.com/pod-product-compliance
Lightning Source LLC
Chambersburg PA
CBHW030308100426
42812CB00002B/622